毎日酒飲みでも痩せられます

ズボラ女子を **-14kg** に導いた

＼激うま／
ダイエットレシピ

ゆちゃん

宝島社

はじめに

この本をお手に取っていただき、ありがとうございます。

ゆちゃんと申します。

ダイエットでお悩みの方々をサポートするお仕事をしながら、日々、SNSでも

情報発信をしている、お酒好きな3児のママです。

今、「痩せたい」と思っている皆さんは、ダイエット＝我慢だと思っていませんか？

「○○しなければいけない」「○○してはいけない」と、当たり前のように自分を

追い込んでいませんか？

まさに、過去の私がそうでした。

「あれもしなきゃ、これもしなきゃ」とどんどん自分を追い込み、

偏ったダイエットをして、結果的に過食になり、心まで壊してしまったのです。

でも、あるとき、本当に大事なのは厳しい食事制限をすることでも、

ハードなトレーニングをすることでもないのだということに気がつきました。

いちばん大事にするべきは、「マインド」なのです。

つまり、ダイエットをするときの心の持ち方。

もちろん、バランスのいい食事をすることは重要ですし、運動も全くしないより

はしたほうが好ましいです。でも、無理なダイエットをして自分で自分に

ストレスをかけてしまっては意味がありません。

この本では、私が実際に食べながら痩せたレシピと、

ストレスをかけないダイエットのヒントを紹介しています。

皆さんのダイエットをサポートできる1冊になったらうれしいです！

ゆちゃん

Q. ゆちゃん式ダイエット

とはどんなものなの？

\ ズバリ! /

A. マインドを第一に生活する!

ダイエット＝我慢という考え方を捨てて

**ストレスなく、
理想の体を手に入れましょう!**

ゆちゃん式ダイエット 3つのポイント

1.
ダイエットは
続けることが
いちばん大事!

自分自身に
ストレスをかけない
ことが最重要です

2.
お酒を飲んでも
大丈夫!

やるべきは
我慢ではなく工夫
です

3.
ルールや
ルーティーンは
作らない!

できるときにできる
ことを毎日1つ
やってみましょう

ゆちゃん式ダイエットの Before → After
すべて教えます！

間違ったダイエットをしていた頃から、考え方を変えて−14kgに成功した
今の私になるまでの、リアルな体験記を大公開！

食べてはいけない！と
カロリーばかり気にしていた

カロリー制限！ 糖質制限！と、とにかく食事を制限することで頭がいっぱいだった私。ダイエットをする気が満々な朝は白湯を飲み、朝食の代わりにお菓子を食べ、昼食はサラダのみ。甘いものを食べるのは我慢するけど、なぜか甘い飲み物なら〇K！ 夜はヘルシーそうなおかずだけを食べて、深夜にお腹が空いてコンビニに……。そして、お風呂上がりのアイスは絶対！ 間違いだらけですよね（笑）。結果的に、栄養が偏り、肌もボロボロになりました。筋肉量も落ち、逆に太りやすい体を作り、ストレスはたまる一方。悪循環に陥ってしまっていました。

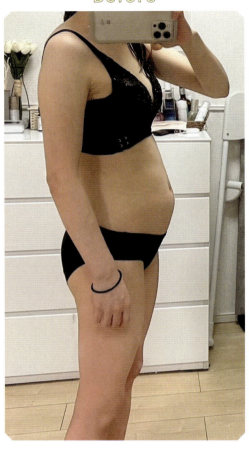

Before

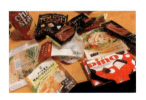

カロリーにとらわれ
コンビニ三昧生活に

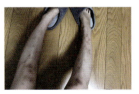

偏った栄養で
衝撃的な肌に……

痩せた今だからわかるNGポイント

 炭水化物を抜いて太りやすい体に

サラダや糖質オフのお菓子など、「痩せそうなもの」を食べていればいいと思っていた私は、お米をほとんど食べていませんでした。良質な炭水化物は摂らないと、太りやすく痩せにくい体を作ってしまいます。

 ジム通いでキャパオーバーに

痩せるぞ！とやる気スイッチを入れ、休日はジム！ ピラティス！と意気込んでみたものの、「これをやめたら太ってしまう」という考え方に追い込まれ、自分を苦しめていました。勝手に無理な決まりを作ってしまっていたのです。

食事

○○制限はやめて、バランスよく食べることを楽しむ

カロリー制限や糖質制限にとらわれていたときは、限られた「食べていいもの」を食べ過ぎてしまった結果、栄養が偏ってしまっていました。何事も大事なのはバランス。糖質も、脂質も、摂っていいんです。むしろ、良質な糖質・脂質は摂らないと、痩せやすい体は作れません。

考え方を変えたときに私がまず意識したことは、①良質な炭水化物を摂ること ②朝からしっかりタンパク質を摂ること ③ジュースをプロテインにしてみること ④できるだけ水を飲むこと でした。まずはこれだけを意識して、ほかのことは過度に意識せず、心と体と相談しながら、程よく食べたいものを選んで生活しています。

——— 現在の1日の食事 ———

☀ 朝 8:00

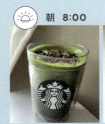 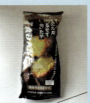

☀ 昼 13:00

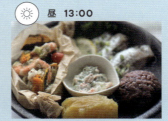

🌙 夜 18:00

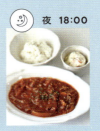

運動

性格と生活に合うことを習慣にしてみる

無理な運動をしてキャパオーバーになっては意味がないので、自分が確実にできることは何かを考えることにしました。結果、私がたどり着いたのは「毎日必ずする習慣に運動をくっつける」こと！例えば、歯磨きをするときにワイドスクワットをしてみるなどです。やる気がある日はヨガマットを敷いて少しトレーニングをしてみてもいいし、軽いストレッチだけの日があってもいいんです。

\ SNSでも発信中！/

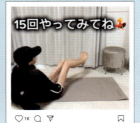

🐦 @yuchaos_m
📷 @yuchan_0033

マインド

自分に優しくいることでダイエットを続けられるものに

ダイエットは、続けることが大事です。でも、無理な頑張りを続けるのは、ガソリンのない車を動かすのと同じこと。いつか絶対に壊れてしまいます。私が痩せられたのは、ダイエット＝我慢という考え方をやめたから。できるときにできることをやれば、それで十分です。昨日より頑張れなくても何も問題はないし、昨日より頑張れたら自分を褒めてあげてくださいね！

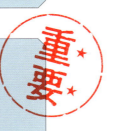

After

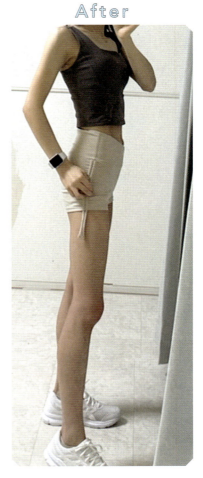

Contents

はじめに P002

ゆちゃん式ダイエットのBefore →Afterすべて教えます！ P004

実際に食べて痩せた！ゆちゃん的ダイエットの味方食材 P008

PART 1
おつまみ

レタス餃子 P010

塩ポテト＆海苔塩ポテト P012

サラダ海苔巻き P014

鱈の白ワイン蒸し P016

海鮮サラダお好み焼き P018

じゃがアボ P020

鶏チャーシュー P022

のっぺい P024

たけのこのホイル焼き P026

トマト炒め P027

じゃがたらこバター P028

豚とろろ P029

茶碗蒸し P030

鶏肉ピザ P031

砂肝炒め P032

サーモンとクリームチーズの
和風カルパッチョ P033

じゃがいものハニーバター P034

ピザポテト P035

エビのからあげ P036

カツオの生春巻き P037

むげんやっこ P038

なめろう P039

納豆オムレツ P040

じゃがいもボール P041

オクラホタテ炒め P042

PART 2
メインおかず

ポテトミートグラタン P044

鮭のタルタルソースがけ P046

チキンカツ P048

鶏のレモンブラックペッパー焼き P050

ヘルシーハンバーグ P052

鮭の甘酒醤油漬け P053

鶏肉の
ガーリックオニオンソースがけ P054

PART 3
副菜＆サラダ

● サバサラダ P056
● マヨなしポテサラ
● 鮭とディルのヨーグルト和え
● ツナと野菜の和風ナムル

サーモンとアボカドの
デパ地下風サラダ P058

水菜とゴボウのサラダ P060

鶏肉とブロッコリーの
ハニーマスタードサラダ P062

もずくサラダ P064

大葉ひじきサラダ P066

ボウルごと食べても
太らんわかめサラダ P067

わかめと梅とろろのリセットサラダ P068

にんじんと卵のサラダ P069

冷やし中華風サラダ P070

この本の使い方

・計量の単位は、大さじ1 =15mL、小さじ1 = 5mL、1合=180mLで計測しています。
・じゃがいも、さつまいもは、特に記載のない場合は、皮つきのまま使用してください。
・バターは有塩のものを使用しています。
・砂糖は、著者であるゆちゃんは有機てんさい糖を使用しており、おすすめでは
　ありますが、お好みのものを使用してください。
・火加減についての記載が特にないものは、「中火」で調理してください。
・冷凍の食材は解凍してから使用してください。

PART 4
ごはんもの&麺類

● 鮭と小松菜のおにぎり　　　　　　　　　P072
● ひじきとえだ豆としらすの梅おにぎり
● 小松菜としらすのおにぎり
● しらすとわかめのたくあんおにぎり

夫を痩せさせた
バレないダイエット丼　　　　　　　　　P074

トマトチーズリゾット　　　　　　　　　P076

ゴボウごはん　　　　　　　　　　　　　P078

まんぷく冷やしそば　　　　　　　　　　P079

トマトとクリームチーズの
冷製パスタ　　　　　　　　　　　　　　P080

PART 6
おやつ

デーツキャラメル　　　　　　　　　　　P094

かぼちゃケーキ　　　　　　　　　　　　P096

カリカリ芋　　　　　　　　　　　　　　P098

超濃厚生チョコ　　　　　　　　　　　　P100

コーヒーゼリー　　　　　　　　　　　　P101

ヘビロテドリンク4種　　　　　　　　　P102
● ソイラテ
● ソイココア
● 抹茶ソイラテ
● 紅茶ソイラテ

PART 5
スープ

豆乳腸活スープ　　　　　　　　　　　　P082

和風参鶏湯　　　　　　　　　　　　　　P084

トマトスープ　　　　　　　　　　　　　P086

パンプキンスープ　　　　　　　　　　　P088

酸辣湯風スープ　　　　　　　　　　　　P090

ポトフ　　　　　　　　　　　　　　　　P091

鶏団子スープ　　　　　　　　　　　　　P092

ダイエット中でも○K！
ゆちゃんが本気でおすすめ！
ムソーオーガニック®のおやつ　　　　　P104

できるときにできるだけで大丈夫!!
ゆちゃんおすすめトレーニング　マインド編　P105

毎日どれか1つだけでもできたら十分！
ゆちゃんおすすめトレーニング　フィジカル編　P106

おわりに　　　　　　　　　　　　　　　P108

食材別インデックス　　　　　　　　　　P110

\ 実際に食べて痩せた！ /
ゆちゃん的 ダイエットの味方食材

お気に入りの食材を見つけると、ダイエットの強い味方になるかも。
ここでは、腹持ちもよく、いろいろな料理で楽しめる、私のおすすめ食材を紹介します。

この本でも多数紹介！

1 じゃがいも

メインにもお菓子にもなる強い味方

じゃがいもは、いろいろな料理に変身してくれる、ありがたい食材。メインのおかずになることもあれば、ごはんやパンの代わりになってくれることもあるし、クラッカーの代用にもなります。コンビニで買ったお菓子を食べて、精製塩やトランス脂肪酸を過剰に摂取したり、アミノ酸を摂り過ぎて味覚や食欲が乱れてしまうのは避けたいところ。お菓子を食べたくなったら、ぜひじゃがいもで！ 浮腫み予防にも効果的！

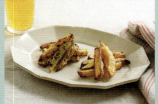
P012

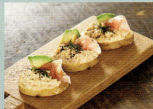
P020

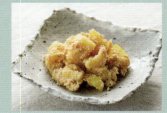
P028

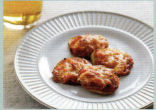
P035

2 さつまいも

ぺったんこお腹を作る助けに！

さつまいもは、人によってはお腹が張りやすくなることもありますが、特に気にならない人にはとってもおすすめ。食物繊維が豊富なので、便秘の改善に効果があります。毎日しっかり排便をすることで、ぺったんこなお腹を作りやすくしましょう。主食に置き換え可能なだけでなく、甘みもあるので、スイーツが食べたいときにも強い味方になってくれます。冷凍するとアイスの代わりにもなりますよ！

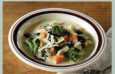
P082

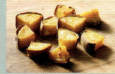
P098

3 魚介類

必要な脂質を摂取するのに最適

良質な脂質を摂ることは大事とお伝えしましたが、魚介類はまさにその「良質な脂質」を摂取するのにぴったりの食材。ダイエットと聞くと鶏むね肉をイメージする方が多いかもしれませんが、鶏むね肉と同じくらい高タンパク、低カロリーの食材です。また、あさりや牡蠣は、数ある食材の中でずば抜けてさまざまな栄養が摂れるので、貧血気味の女性には特におすすめです！

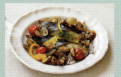
P016

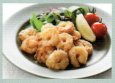
P036

PART 1

おつまみ

お酒もおつまみも摂り過ぎはよくないですが、
ダイエットだからといって
NGにしてしまうのはストレスの原因に。
ちょっと工夫をするだけの、
ストレスフリーで楽しめるおつまみを紹介します。

レタス餃子

材料　2人分

レタス……6枚程度

A
- 豚ひき肉……150g
- ニラ……1/2束
- オイスターソース……大さじ1
- 醤油……小さじ2
- 鶏がらスープの素……小さじ2
- 砂糖……小さじ1

作り方

① レタスは電子レンジ600Wで1分加熱して、やわらかくしておく。ニラはみじん切りにする。

② Aをすべて混ぜ合わせたら6等分にし、1のレタスでくるくる巻く。

③ フライパンに2を並べたら水50mL（分量外）を回し入れ、しっかりフタをして中火で3分、蒸し焼きにする。ひき肉に火が通ったら完成！

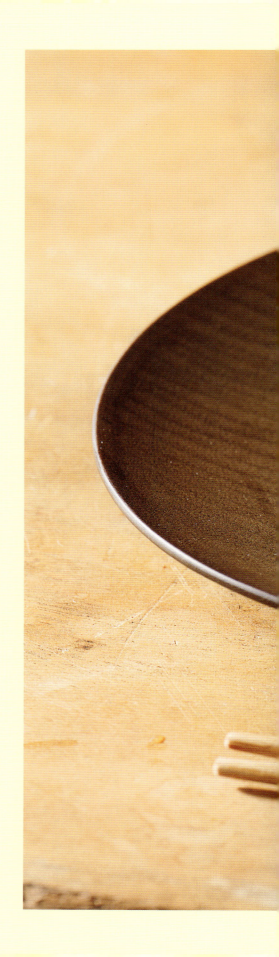

痩せpoint

野菜で作れちゃう餃子！グルテンフリーなので、しっかり食べても罪悪感を軽減できます。香辛料で代謝もアップ！

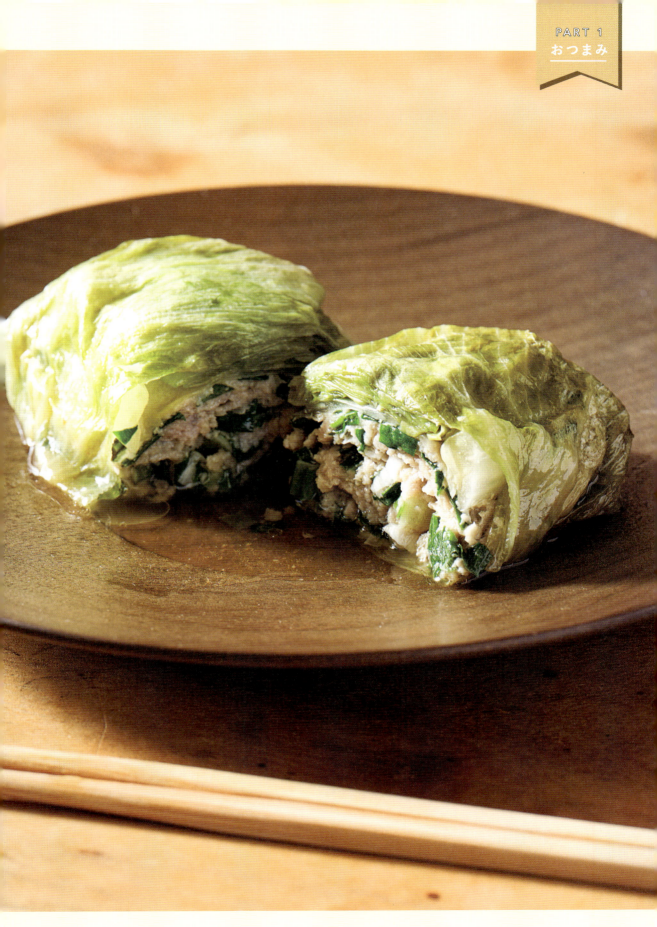

PART 1
おつまみ

塩ポテト&
海苔塩ポテト

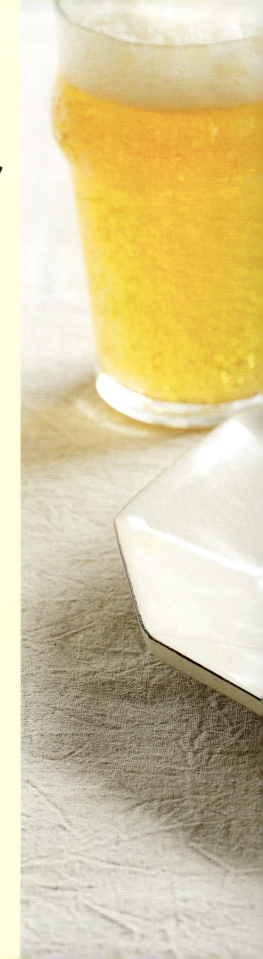

材料 2人分

塩ポテト
じゃがいも……3個
米油……大さじ1
塩……小さじ1/2

海苔塩ポテト
じゃがいも……3個
米油……大さじ1
塩……小さじ1/2
青のり……大さじ1

作り方

塩ポテト

① じゃがいもは1.5cm角の拍子木切りにして、鍋に入れてかぶるくらいの水（分量外）を注ぎ、中火にかける。竹串を刺してスッと通るくらいまでやわらかくなったら、キッチンペーパーで水気を拭き取る。

② ポリ袋に1と残りのすべての材料を入れ、よく振る。

③ 天板にクッキングシートを敷き、2を並べる。

④ 230℃に予熱したオーブンで30分焼いたら完成！

海苔塩ポテト

① じゃがいもは1.5cm角の拍子木切りにして、鍋に入れてかぶるくらいの水（分量外）を注ぎ、中火にかける。竹串を刺してスッと通るくらいまでやわらかくなったら、キッチンペーパーで水気を拭き取る。

② ポリ袋に1と残りのすべての材料を入れ、よく振る。

③ 天板にクッキングシートを敷き、2を並べる。

④ 230℃に予熱したオーブンで30分焼いたら完成！

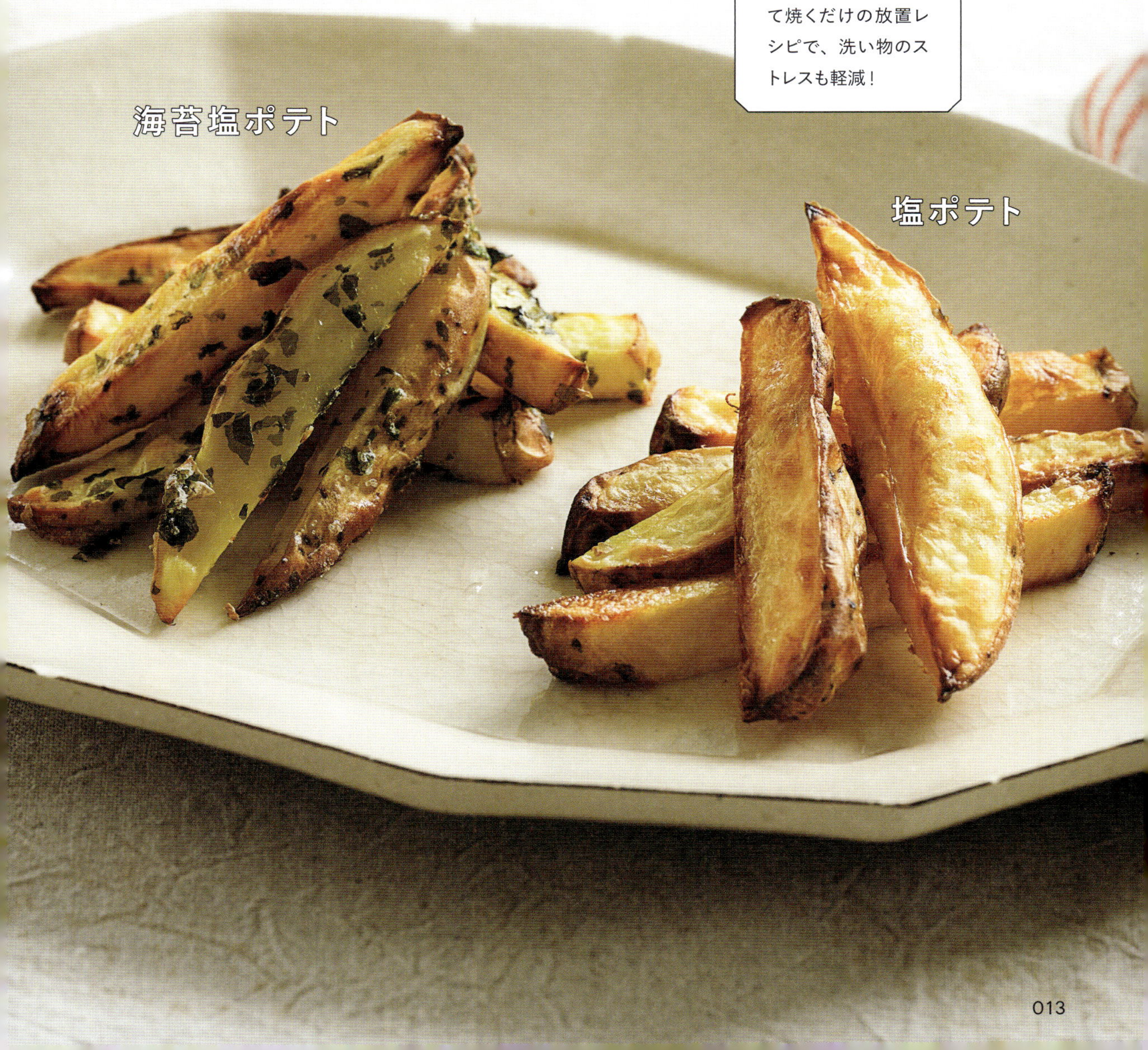

PART 1
おつまみ

痩せ
point

揚げないポテトなの
で、油を大幅にカッ
ト。オーブンに入れ
て焼くだけの放置レ
シピで、洗い物のス
トレスも軽減！

海苔塩ポテト

塩ポテト

013

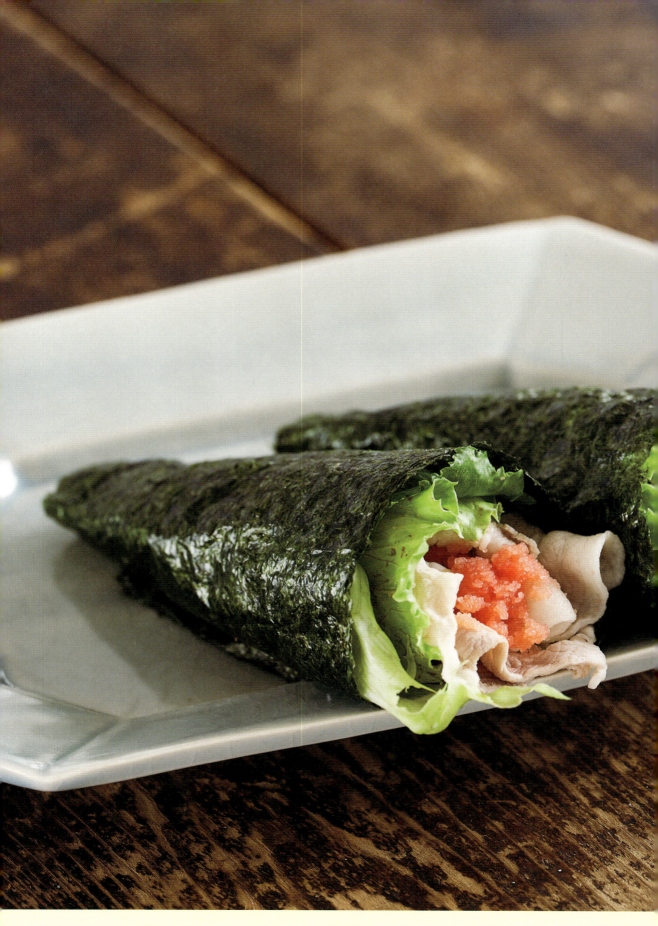

PART 1
おつまみ

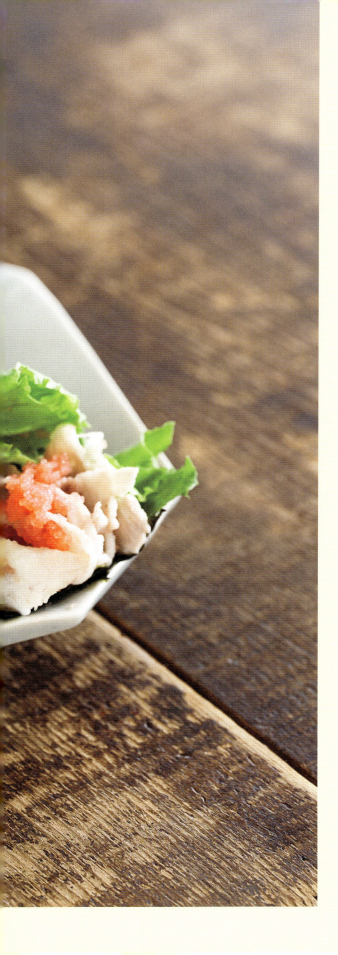

サラダ海苔巻き

材料　2個分

豚肉（しゃぶしゃぶ用）……60g
レタス……2枚程度
たらこ……1腹
焼き海苔……1枚

作り方

① 鍋にお湯を沸かして豚肉をゆで、ザルに上げて冷ましておく。

② 半分に切った焼き海苔の上にレタス、1、身をほぐしたたらこの順にのせ、端から巻いたら完成！

痩せpoint

食物繊維＆タンパク質を摂取できて、豚肉で疲労回復もできる1品。野菜が苦手でも、手巻き寿司感覚で食べられます！

鱈の白ワイン蒸し

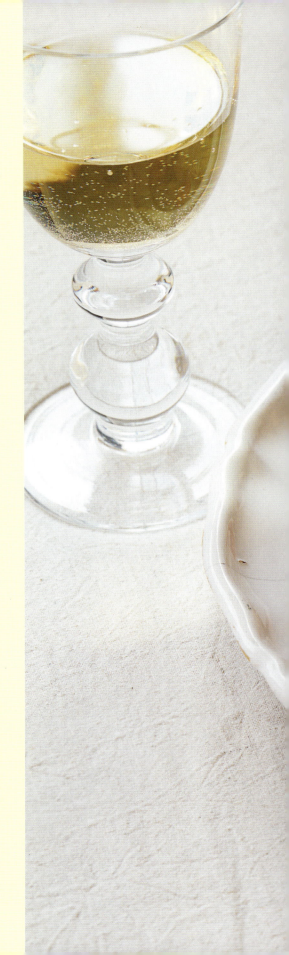

材料 2人分

- 鱈……2切れ
- あさり（殻つき）……200g
- ミニトマト……2〜3個
- 黄パプリカ……1個
- にんにく……2かけ
- 米粉……大さじ2
- 塩コショウ……少々
- オリーブオイル……大さじ1/2
- コンソメ……小さじ1
- 醤油……小さじ1/2
- 白ワイン……大さじ3
- ブラックペッパー……適量
- ディル……お好みで

作り方

1. あさりは3％濃度の塩水（分量外）で砂抜きしておく。ミニトマトはヘタを取り、黄パプリカは縦に細切りにする。
2. 鱈は軽く塩（分量外）を振り、キッチンペーパーで水気を拭き取ったら、塩コショウを振って米粉をまぶす。
3. フライパンにオリーブオイルを熱し、スライスしたにんにくを入れて香りが立ったら2を焼いていく。
4. 鱈に焼き色がついてきたら、砂抜きしたあさり、野菜、コンソメを加え、鱈が崩れないように軽く炒める。
5. 4に醤油、白ワインを加え、フタをして中火で5〜7分程度蒸し焼きにする。ブラックペッパーをかけて、お好みでディルを添えたら完成！

PART 1
おつまみ

痩せ point

実は鶏むね肉よりも高タンパク低脂質の鱈！不足しやすい鉄分、マグネシウムはあさりでカバー。トマトで美肌効果も！

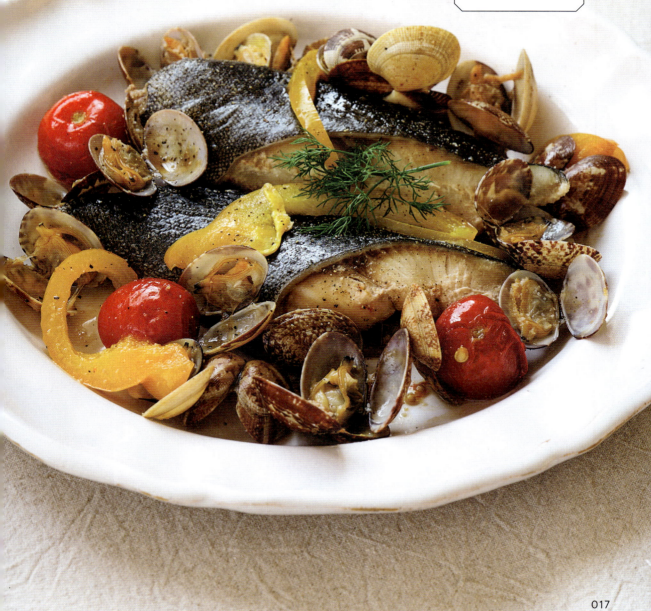

017

海鮮サラダ
お好み焼き

材料　2人分

A
- キャベツ……1/4個
- 山芋……100g
- むきエビ……50g
- タコ（ゆでたもの）……50g
- 卵……1個
- 水……100mL
- 醤油……小さじ1
- 顆粒和風だしの素……小さじ1

米油またはサラダ油……適量

●トッピング
- マヨネーズ……適量
- かつお節……適量
- 青のり……適量
- 紅しょうが……適量

作り方

① キャベツは千切りにする。山芋は皮をむいてすりおろす。タコはひと口大に切る。

② ボウルにAを入れ、よく混ぜ合わせる。

③ フライパンに油を熱し、2を丸く広げ、中火で焼く。

④ 焼き目がついたら裏返し、フタをして弱火にし、火が通るまで焼く。

⑤ お皿に盛り、トッピングをかけたら完成！

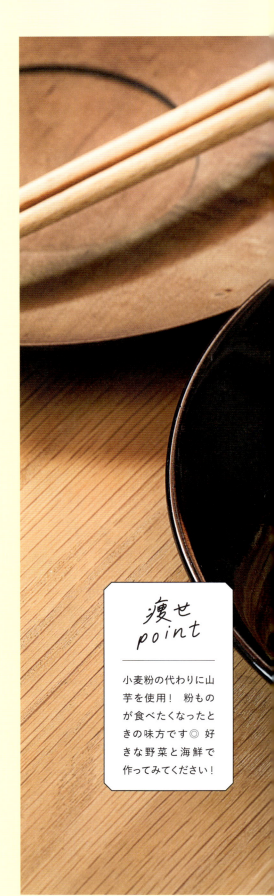

痩せpoint

小麦粉の代わりに山芋を使用！ 粉ものが食べたくなったときの味方です◎ 好きな野菜と海鮮で作ってみてください！

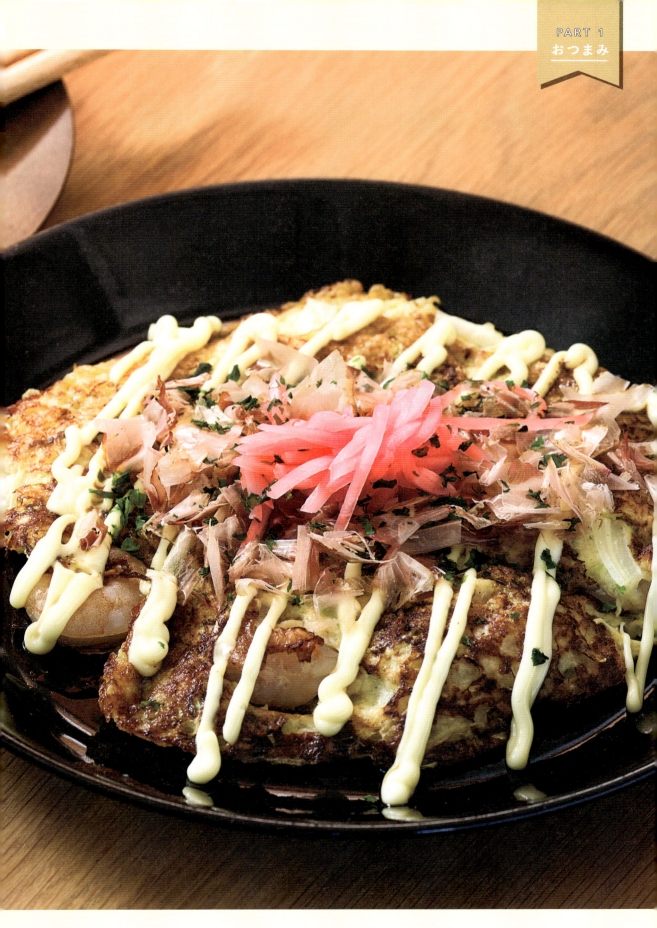

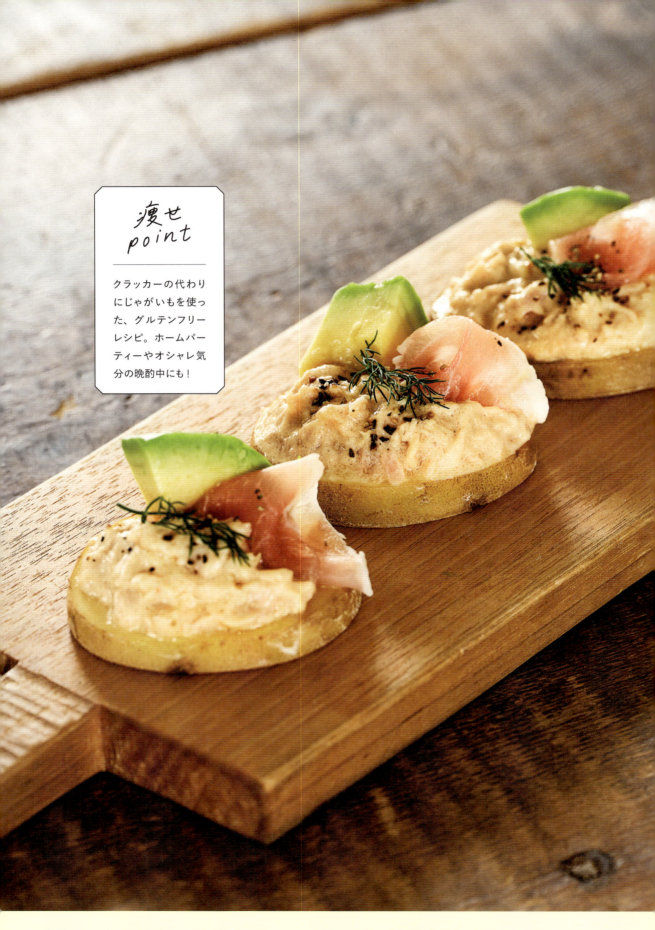

痩せpoint

クラッカーの代わりにじゃがいもを使った、グルテンフリーレシピ。ホームパーティーやオシャレ気分の晩酌中にも！

PART 1
おつまみ

じゃがアボ

材料　2人分

じゃがいも……2個
アボカド……1個
生ハム……4枚程度

A
ツナ缶（缶汁ごと）……1缶
クリームチーズ……大さじ3
醤油…小さじ1
レモン汁……小さじ1
にんにくチューブ……小さじ1/2

ブラックペッパー……適量
ディル……お好みで
ピンクペッパー……お好みで

作り方

① じゃがいもは1cm幅の輪切りにして、鍋に入れてかぶるくらいの水（分量外）を注ぎ、中火にかける。竹串を刺してスッと通るくらいまでやわらかくなったら、キッチンペーパーで水気を拭き取る。

② アボカドは種を取って皮をむき、ひと口大に切る。生ハムもひと口大にちぎっておく。

③ 1の上に混ぜ合わせたAと2をのせ、ブラックペッパーをかける。お好みでディルやピンクペッパーなどを添えたら完成！

鶏チャーシュー

材料 2人分

鶏むね肉……300g
塩コショウ……少々
にんにくチューブ……少々
生姜チューブ……少々

A
- 酒……60mL
- 醤油……50mL
- みりん……50mL
- 砂糖……大さじ3
- はちみつ……大さじ3
- コンソメ……小さじ1
- 昆布……1g
- 長ネギの青い部分……1本分

作り方

① 鶏むね肉は両面にフォークで穴を開け、塩コショウ、にんにくチューブ、生姜チューブをすり込む。

② フライパンで1を皮目から焼き、両面に焼き目をつける。

③ 炊飯器に2とAを入れて混ぜ、普通炊きモードで炊飯。食べやすい大ききに切ったら完成！

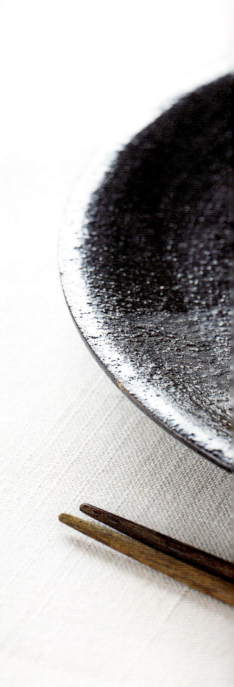

痩せpoint

豚肉ではなくヘルシーな鶏むね肉で作るチャーシュー。圧力鍋や低温調理器がなくても、炊飯器でやわらかくなります！

PART 1
おつまみ

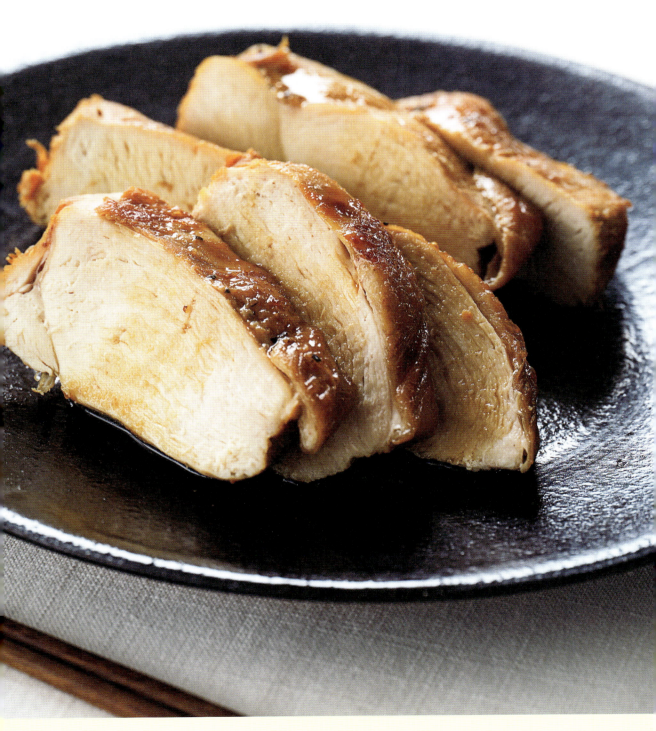

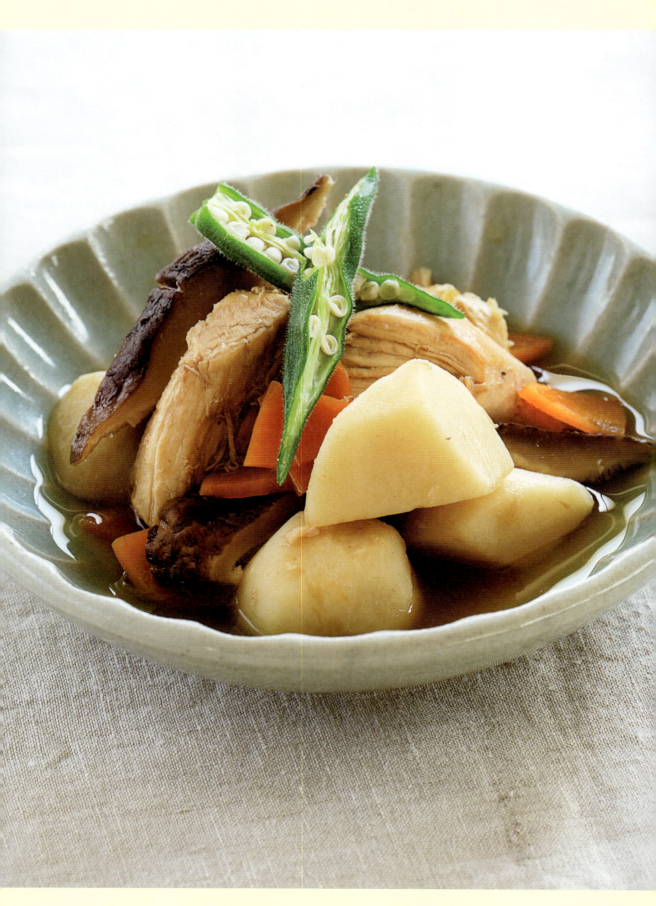

PART 1
おつまみ

のっぺい

材料 2人分

鶏むね肉または
鶏もも肉……200g
塩コショウ……少々
冷凍里芋……200g
にんじん……1/2本

A ┌ 干ししいたけ……4個
　　お湯（干ししいたけを戻す用）
　　…600mL
　　酒……50mL
　　みりん……大さじ2
　　醤油……小さじ1と1/2
　└ 顆粒和風だしの素……小さじ1
オクラ……1本

作り方

① 干ししいたけはお湯で戻し、薄切りにする。オクラはゆでて、ヘタを取りガクをむき、縦半分に切る。

② 鶏肉は塩コショウを振り、フライパンで皮目から焼いていく。両面が焼けたらひと口大に切る。

③ 里芋はひと口大に切り、にんじんは皮をむいて薄いいちょう切りにする。

④ 鍋にA、2、3を入れ、中火で8〜10分程度煮込む。だしが半分ぐらい減ったら、火を止めて器に盛り、オクラを添えたら完成！

痩せ point

新潟県の郷土料理であるのっぺいは、タンパク質も食物繊維も摂取できます！煮物よりも塩分を抑えられますよ。

たけのこのホイル焼き

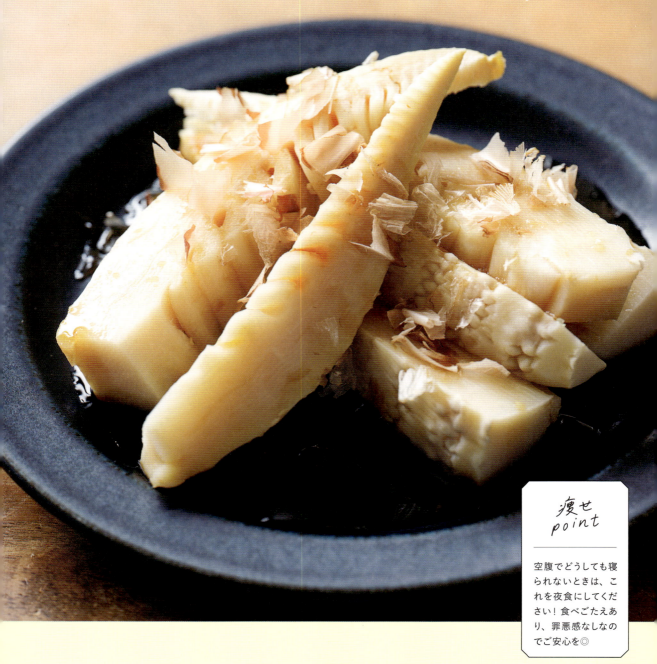

痩せ point

空腹でどうしても寝られないときは、これを夜食にしてください！食べごたえあり、罪悪感なしなのでご安心を◎

材料 2人分

たけのこの水煮……150g
塩……少々
A ┌ めんつゆ……大さじ1
  └ 生姜チューブ……小さじ1/2
かつお節……適量

作り方

① たけのこの水煮を食べやすい大きさに切り、塩を振ったらアルミホイルで包む。

② 1を230℃のオーブンで15〜20分焼く。

③ 2に混ぜ合わせたAをかけて、かつお節をのせたら完成！

PART 1
おつまみ

トマト炒め

材料 2人分

トマト……3個
塩……少々
A ┌ 粉チーズ……小さじ2
　│ オリーブオイル……小さじ1
　└ ブラックペッパー……少々

作り方

① トマトはヘタを取ってひと口大に切り、塩を振る。

② 1をフライパンでトマトの水分がなくなるぐらいまで炒める。

③ 2をお皿に移して冷蔵庫で冷やし、Aをかけたら完成！

痩せpoint

ただの冷やしトマトでは満足できない……というときはこれ！トマトは油と一緒に摂ることで美肌効果もありますよ！

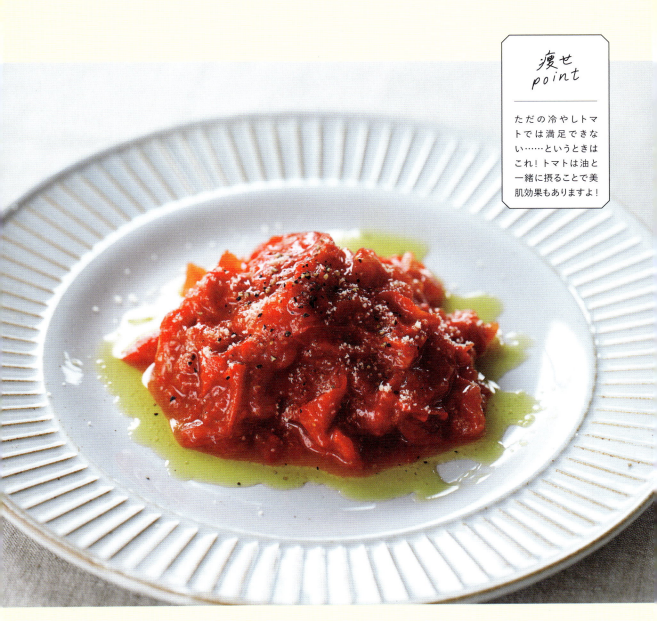

じゃがたらこバター

痩せ point

満腹感を感じられるので、お腹も心も満たしてくれる1品です。小腹が空いたら、スナック菓子ではなくこれを！

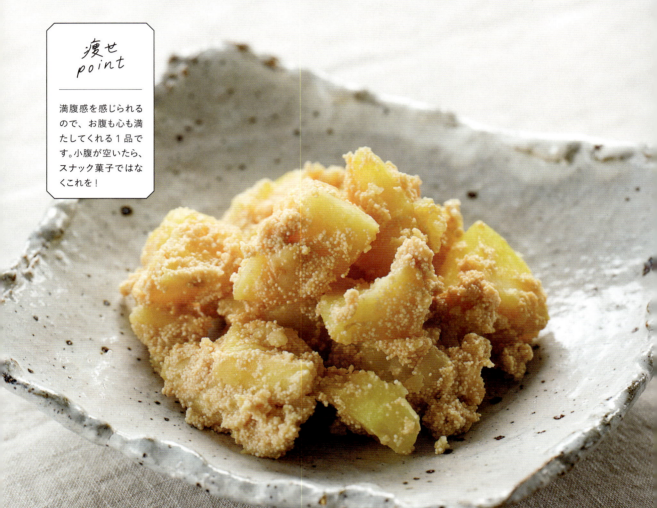

材料 2人分

じゃがいも……2個
たらこ……1腹
バター……5g
牛乳……大さじ2
醤油……小さじ2
米粉……小さじ1

作り方

① じゃがいもは皮をむいてひと口大に切り、鍋に入れてかぶるくらいの水（分量外）を注ぎ、中火にかける。竹串を刺してスッと通るくらいまでやわらかくなったら、キッチンペーパーで水気を拭き取る。たらこは身をほぐす。

② フライパンにすべての材料を入れ、中火にかけながら和える。

③ たらこに軽く火が通ったら完成！

PART 1
おつまみ

豚とろろ

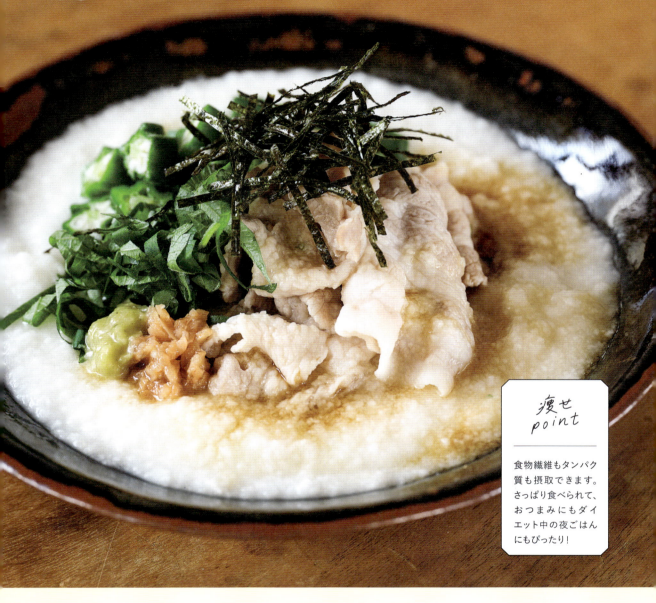

痩せpoint

食物繊維もタンパク質も摂取できます。さっぱり食べられて、おつまみにもダイエット中の夜ごはんにもぴったり！

材料 2人分

- 豚肉(しゃぶしゃぶ用)……150g
- A
  - 水……600mL
  - 白だし……大さじ2
- B
  - 山芋……250g
  - オクラ……4本
  - 大葉……4枚
  - 梅干し……1個
  - めんつゆ……大さじ1
  - わさび……小さじ1/2
- 刻み海苔……適量

作り方

① 鍋にAを入れて中火で温め、豚肉をゆでる。

② 1はザルに上げて冷ましておき、山芋は皮をむいてすりおろす。大葉は千切りにし、梅干しは種を取ってたたく。オクラはゆでて、ヘタを取りガクをむき、5mm幅の輪切りにする。

③ 1とBをお皿に盛り、刻み海苔をのせたら完成！

茶碗蒸し

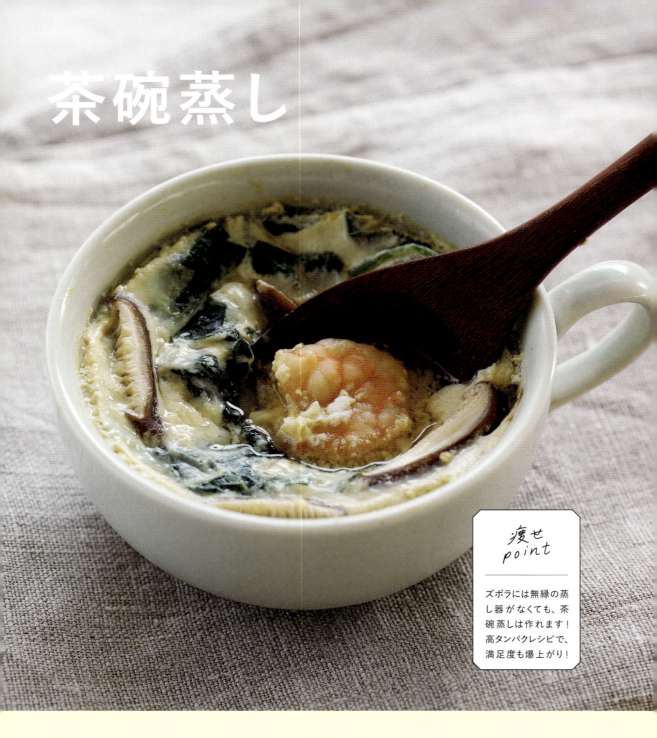

痩せpoint

ズボラには無縁の蒸し器がなくても、茶碗蒸しは作れます！高タンパクレシピで、満足度も爆上がり！

材料 1人分

A
- 卵……1個
- 水……180mL
- みりん……小さじ2
- 醤油……小さじ1
- 顆粒和風だしの素……小さじ1

B
- ほうれん草……1/4束
- むきエビ……2尾
- しいたけ……1個

作り方

① ほうれん草は5cm長さに切り、しいたけは5mm幅に切る。

② 耐熱容器にAを入れ、よく混ぜたらBを入れる。

③ 深めのフライパンに600mLの水（分量外）を入れて強火にかけ、沸騰したら2の器を入れ、フタをして中火で10分程度蒸したら完成！

鶏肉ピザ

PART 1
おつまみ

痩せpoint

ピザが食べたいけど痩せたいというときの救世主！チーズは、モッツァレラチーズにするとさらに脂質をカットできます！

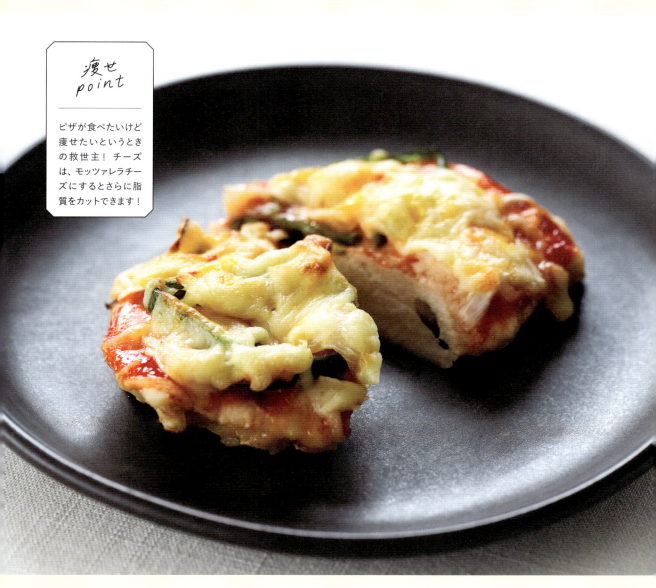

材料　1人分

- 鶏むね肉……100g
- ピーマン……1個
- ケチャップ……大さじ2
- にんにくチューブ……小さじ1/2
- ピザ用チーズ……適量

作り方

① 鶏むね肉は観音開きにしてたたき、少し薄くする。ピーマンはヘタと種を取り、薄い輪切りにする。

② 鶏むね肉にケチャップとにんにくチューブを塗り、ピーマンとピザ用チーズをのせる。

③ 190℃のオーブンまたはトースターで20分焼いたら完成！

砂肝炒め

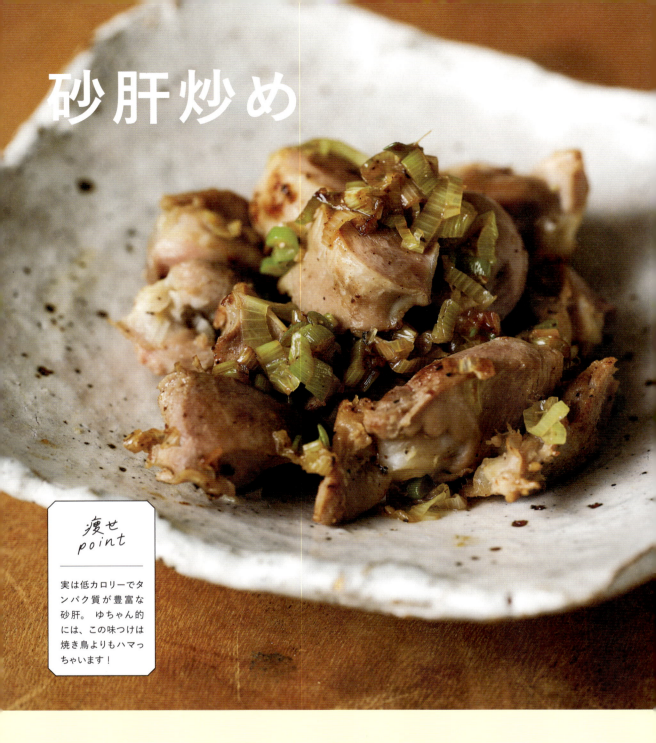

痩せ point

実は低カロリーでタンパク質が豊富な砂肝。ゆちゃん的には、この味つけは焼き鳥よりもハマっちゃいます！

材料 2人分

- 砂肝……100g
- 長ネギ……1/2本
- A にんにくチューブ……小さじ1/2
- 塩・コショウ……少々
- ブラックペッパー……少々
- レモン汁……少々

作り方

1. 砂肝は銀皮に切り込みを入れておく。長ネギは小口切りにする。
2. Aをフライパンに入れ、中火で炒める。
3. お皿に盛り、レモン汁をかけたら完成！

PART 1 おつまみ

サーモンとクリームチーズの
和風カルパッチョ

材料 2人分

A
- サーモン(さく)……100g
- 玉ねぎ……1個
- トマト……1個
- きゅうり……1/2本
- わかめ(乾燥)……ひとつかみ
- 醤油……大さじ2
- ごま油……小さじ2
- レモン汁……小さじ2
- 顆粒和風だしの素……小さじ1
- 砂糖……小さじ1
- わさび……少々

クリームチーズ……適量
ブラックペッパー……少々

作り方

① サーモンは薄いそぎ切り、玉ねぎは薄切り、トマトはヘタを取ってひと口大に切り、きゅうりは細切りにする。わかめは水で戻しておく。

② ボウルにAを入れてよく混ぜ合わせたら、クリームチーズとブラックペッパーをかけて完成！ お好みで白ごまをかけても◎

痩せpoint

必要な脂質、タンパク質、食物繊維が摂取できる、最強痩せカルパッチョです。彩りも綺麗で心も満足！

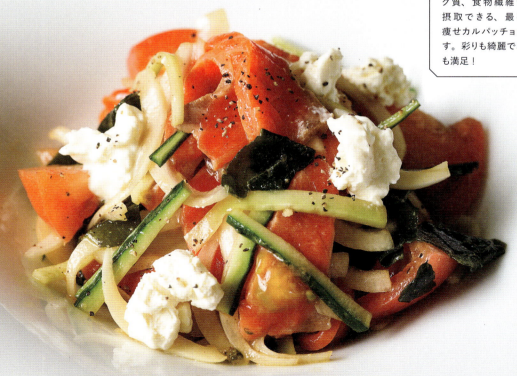

033

じゃがいもの
ハニーバター

材料 2人分

じゃがいも……2個
バター……10g
はちみつ……小さじ2
生ハム……4枚程度
塩……少々
ブラックペッパー……少々

作り方

① じゃがいもはひと口大に切る。耐熱容器にじゃがいも、バター、はちみつを入れ、電子レンジ600Wで2分加熱したら混ぜる。

② 天板にクッキングシートを敷き、1を並べたら、190℃のオーブンで20分焼く。

③ 2とちぎった生ハムをお皿に盛り、塩、ブラックペッパーをかけたら完成！

痩せpoint

ノンフライのおつまみですが、ノンフライとは思えないおいしさ！甘じょっぱい味が好きな方にはたまらない1品です。

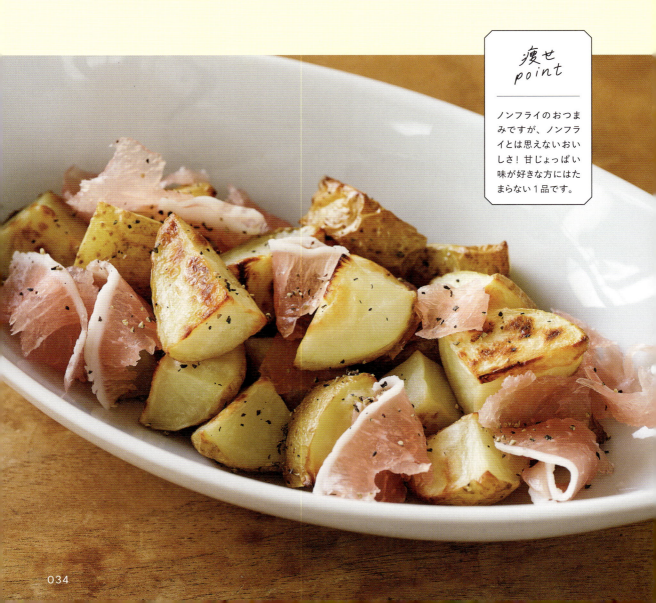

PART 1 おつまみ

ピザポテト

材料 2人分

- じゃがいも……2個
- 玉ねぎ……1個
- ベーコン……2枚
- トマト……1個
- ケチャップ……大さじ2
- にんにくチューブ……小さじ1/2
- ピザ用チーズ……適量

作り方

① 玉ねぎ、トマトはヘタを取って薄切りにし、ベーコンは5mm幅に切り、フライパンで炒める。

② 天板にクッキングシートを敷き、5mm幅の輪切りにしたじゃがいもを並べてケチャップとにんにくチューブを塗り、1とピザ用チーズをのせる。

③ 190℃のオーブンで20分焼いたら完成！

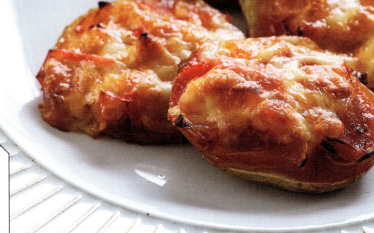

痩せpoint

ピザを食べたいときの味方はここにも！ジャンキーな見た目ですが、ほぼ野菜!?と思わず二度見してしまう1品。

エビのからあげ

痩せ point

鶏肉よりも脂質が低いエビのからあげ！味は？と気になっているそこのあなた、味も鶏肉を超えるおいしさです……！

材料 2人分

- むきエビ……120g
- A
  - 酒……大さじ1
  - 醤油……小さじ2
  - 塩麹……小さじ1
  - にんにくチューブ……小さじ1/2
  - チリパウダー……少々
  - パプリカパウダー……少々
  - 塩コショウ……少々
- 片栗粉……大さじ2
- 米粉……大さじ2
- 米油…適量
- ベビーリーフ……お好みで
- ミニトマト……お好みで
- レモン……お好みで

作り方

1. ポリ袋にAを入れてもみ込み、冷蔵庫で半日置いて下味をつける。
2. 半日経ったら、1のエビに片栗粉と米粉を混ぜたものをまぶし、油で揚げ焼きにする。
3. お好みでベビーリーフ、ミニトマト、レモンなどを添えたら完成！

カツオの生春巻き

PART 1
おつまみ

材料 2人分

ライスペーパー……2枚
カツオ（切り身）……100g
大葉……6枚

A
- かいわれ大根……1パック
- ミョウガ……2個
- 長ネギ……適量
- 生姜……適量
- 醤油……小さじ1
- ごま油……小さじ1

白ごま……適量

作り方

① カツオは食べやすい大きさに切り、かいわれ大根、ミョウガ、長ネギ、生姜は細かく切る。

② ライスペーパーを水にくぐらせて広げたら、大葉、カツオ、混ぜ合わせたAの順にのせてくるくる巻く。

③ 白ごまをまぶし、斜め半分に切ったら完成！

痩せ point

栄養価の高いカツオとごまをおいしく食べられる1品。さらに、体を温める薬味で代謝アップもできちゃいます！

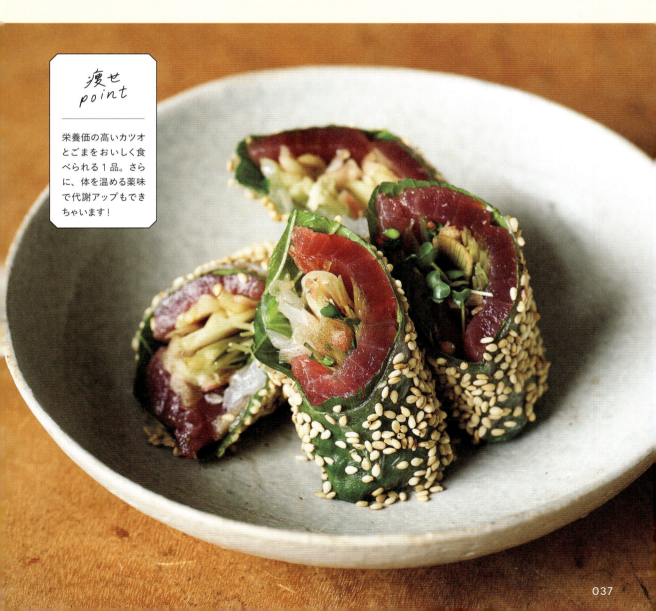

037

むげんやっこ

材料 2人分

- 絹豆腐……150g
- きゅうり……1本
- かつお節……ひとつかみ
- 醤油……大さじ1
- ごま油……大さじ1
- 味噌……小さじ1
- 白ごま……少々
- 生姜チューブ……少々

作り方

1. きゅうりは薄い輪切りにする。
2. ボウルにすべての材料を入れ、豆腐を崩しながらよく混ぜ合わせたら完成！

痩せpoint

食欲がない日も栄養は摂りたいところ。これならスルッと食べられます。ダイエット中のお酒のシメにおすすめ！

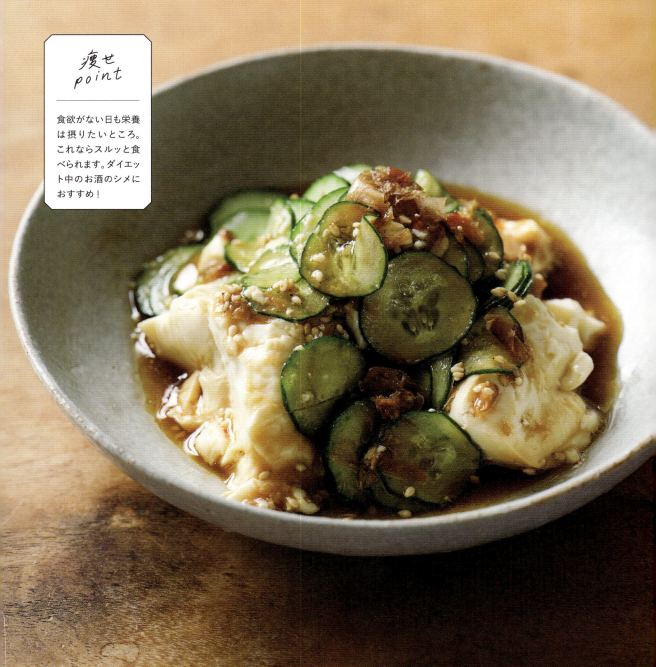

PART 1
おつまみ

なめろう

材料 2人分

- まぐろ(さく)……100g
- 大葉……4枚
- ミョウガ……2個
- 長ネギ……1/2本
- 味噌……大さじ1
- 生姜チューブ……小さじ1

作り方

① まぐろ、大葉、ミョウガ、長ネギを細かく切る。

② ボウルにすべての材料を入れ、よく混ぜ合わせたら完成！

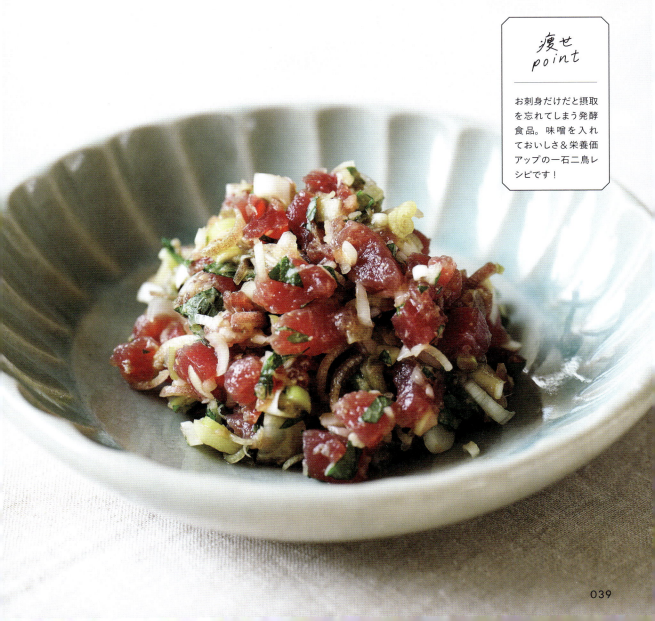

痩せpoint

お刺身だけだと摂取を忘れてしまう発酵食品。味噌を入れておいしさ&栄養価アップの一石二鳥レシピです！

納豆オムレツ

材料　2人分

A
- 卵……3個
- 大葉……5枚
- 長ネギ……1/2本
- 梅干し……2個
- 水……大さじ2
- 白だし……大さじ1

- 米油……適量
- 納豆(タレ・からしはお好みで)……1パック

作り方

① 大葉、長ネギは細かく切り、梅干しは種を取ってたたく。

② ボウルにAを入れ、よく混ぜる。

③ フライパンに油を熱し、中火で2を焼いていく。

④ 火が通ってきたら、納豆をのせて、半分に折りたたんだら完成！

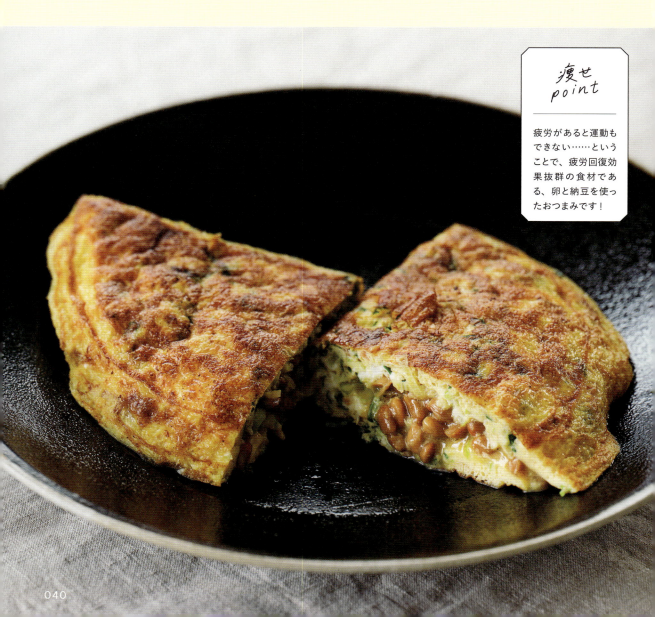

痩せpoint

疲労があると運動もできない……ということで、疲労回復効果抜群の食材である、卵と納豆を使ったおつまみです！

PART 1
おつまみ

じゃがいもボール

材料　2人分

じゃがいも……2個
A ┌ 長ネギ……1/2本
　│ 紅しょうが……適量
　│ 顆粒和風だしの素……小さじ1/2
　│ 片栗粉……小さじ1
　└ 塩コショウ……少々
米油……適量
ベビーリーフ……お好みで

作り方

① じゃがいもは皮をむき、1cm角に切る。鍋に入れてかぶるくらいの水（分量外）を注ぎ、中火にかける。竹串を刺してスッと通るくらいまでやわらかくなったら、キッチンペーパーで水気を拭き取る。長ネギと紅しょうがは細かく切る。

② ボウルにじゃがいもを入れてつぶし、Aを加えたらよく混ぜてボール状にする。

③ フライパンに油を熱し、2を揚げ焼きにする。お好みでベビーリーフを添えたら完成！

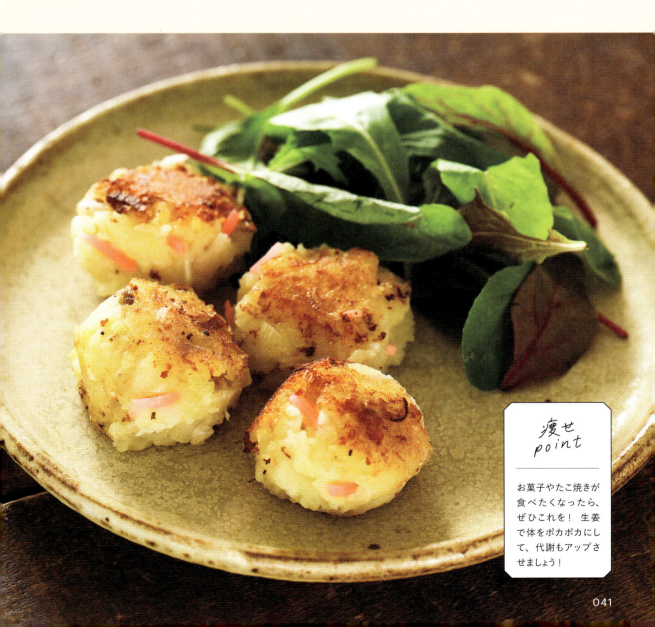

痩せpoint

お菓子やたこ焼きが食べたくなったら、ぜひこれを！　生姜で体をポカポカにして、代謝もアップさせましょう！

041

オクラホタテ炒め

| 材料 2人分 |

- オクラ……4本
- ホタテ（刺身用貝柱）……6個
- 玉ねぎ……1/2個
- 酒……大さじ1
- 鶏がらスープの素……大さじ1
- 片栗粉……少々
- 塩コショウ……少々
- 米油……適量

| 作り方 |

① オクラはゆでて、ヘタを取りガクをむき、1cm幅の輪切りにする。ホタテはひと口大に、玉ねぎは薄切りにする。

② フライパンに油を熱し、すべての材料を入れて中火で炒め、火が通ったら完成！

痩せpoint
ホタテは、ゆちゃん的ガチ痩せ食材です（笑）！タンパク質を摂取できるだけでなく、100g食べても100kcal以下なんです！

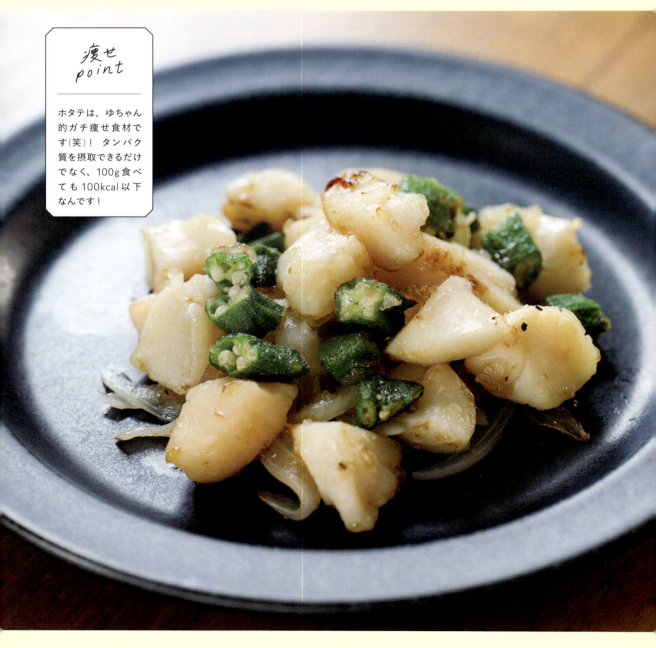

PART 2

メインおかず

単体でも、メインのおかずとして
ごはんと一緒にでも満足度の高い料理をご紹介。
お肉やお魚で良質な栄養を摂って
健康な体を作りましょう。

ポテトミート グラタン

> 材料 2人分

じゃがいも……3個
バター……30g

A
- 合いびき肉……150g
- 玉ねぎ……1個
- トマトジュース……150mL
- 赤ワイン……150mL
- 牛乳……100mL
- ケチャップ……大さじ1
- コンソメ……小さじ2
- ナツメグ……少々

ピザ用チーズ……適量
パセリ(乾燥)……お好みで

> 作り方

① じゃがいもは皮をむいて、1cm角に切り、鍋に入れてかぶるくらいの水(分量外)を注ぎ、中火にかける。竹串を刺してスッと通るくらいまでやわらかくなったら、キッチンペーパーで水気を拭き取る。玉ねぎはみじん切りにする。

② フライパンにバターとじゃがいもを入れて弱火にかけ、じゃがいもをつぶしながら混ぜ合わせ、よく混ざったら耐熱容器に入れる。

③ 2の空いたフライパンにAを入れ、水分がなくなるまで中火で炒める。

④ 2の耐熱容器に3をかけて、ピザ用チーズをのせる。190℃に予熱したオーブンで10分焼き、お好みでパセリをかけたら完成!

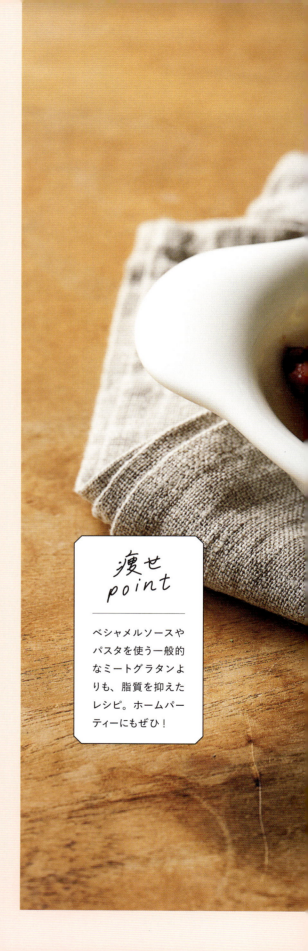

痩せ point

ベシャメルソースやパスタを使う一般的なミートグラタンよりも、脂質を抑えたレシピ。ホームパーティーにもぜひ!

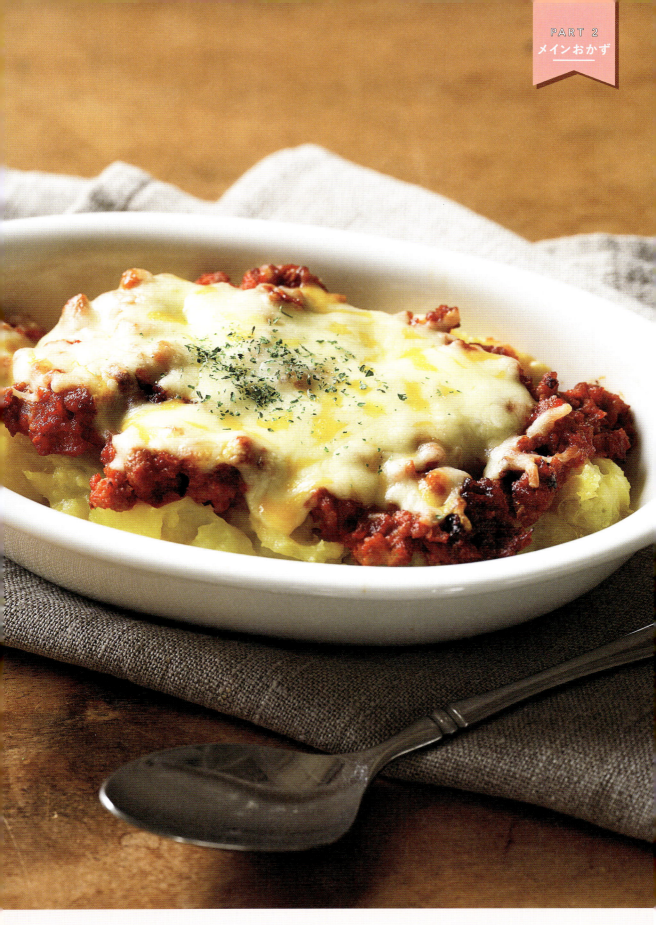

痩せ point

タルタルソースにヨーグルトを使うことで、カロリーを半分に！いつもの鮭がオシャレなデリレシピになります♪

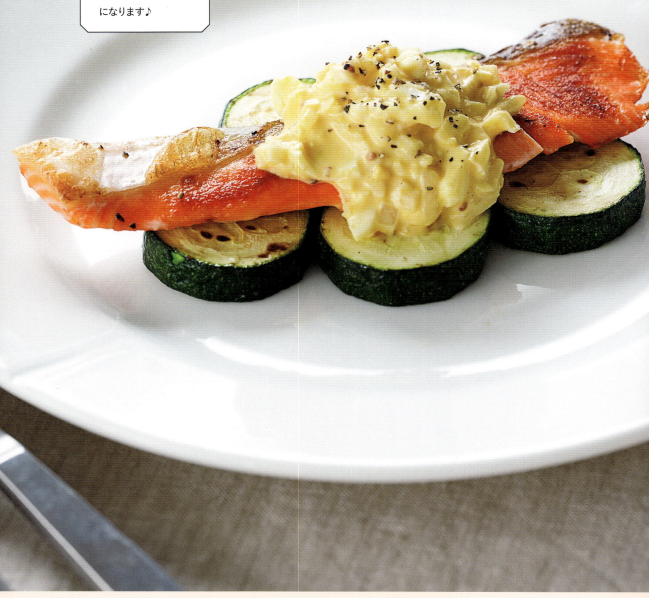

PART 2
メインおかず

鮭の
タルタルソースがけ

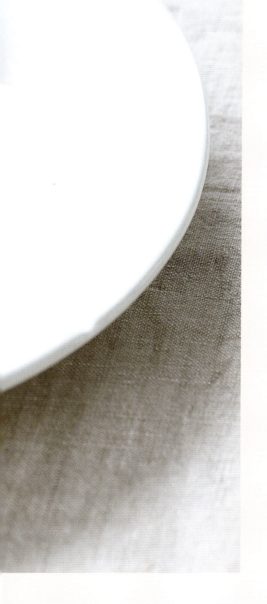

材料 2人分

生鮭……2切れ
塩コショウ……少々
ズッキーニ……お好みで
ブラックペッパー……お好みで

●タルタルソース
ゆで卵（7分ゆで）……2個
玉ねぎ……1/2個
粒マスタード……大さじ1
マヨネーズ……大さじ1
水切りヨーグルト……大さじ1
はちみつ……大さじ1/2
醤油……小さじ1
にんにくチューブ……小さじ1/2

作り方

① 生鮭は塩少々（分量外）を振り、5分置く。鮭から出てくる水分をキッチンペーパーで拭いたら、塩コショウを振り、皮目を下にしてフライパンに並べる。

② 1を中火にかけ、フライパンが温まってから3分程度焼く。焼いている側が白っぽくなってきたら裏返し、フタをして3分焼く。

③ 玉ねぎはみじん切りにし、ボウルにタルタルソースの材料をすべて入れて混ぜ合わせ、焼き上がった鮭にかける。お好みで焼いたズッキーニを添えて、ブラックペッパーをかけたら完成！

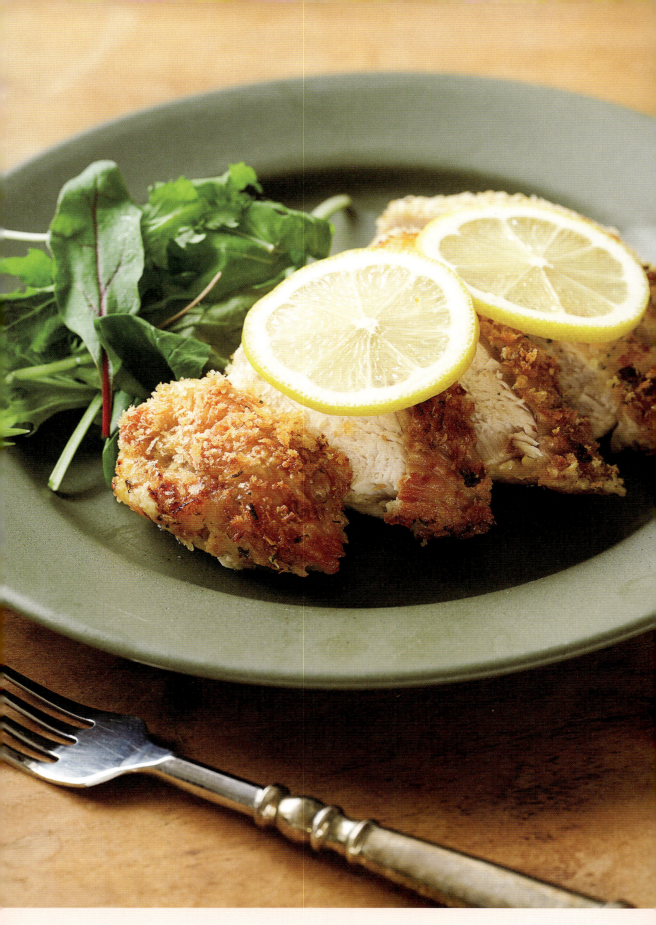

PART 2
メインおかず

チキンカツ

痩せ point

揚げなくても作れる、夢のチキンカツ！使用する油も少量でOKです。これならストレスも感じず、お腹も心も大満足！

材料 2人分

鶏むね肉……200g
A ┌ 卵……1個
  │ 水……大さじ3
  └ 小麦粉または米粉……大さじ2
パン粉……適量
米油……大さじ2
レモン……お好みで
ベビーリーフ……お好みで

作り方

① バットにAを混ぜ合わせ、鶏むね肉全体につける。

② 1の全体にパン粉をまぶす。

\ POINT! /

パン粉に乾燥パセリや粉チーズを混ぜると風味が変わっておいしいです！

③ 2に油を片面大さじ1ずつかけ、クッキングシートを敷いた天板にのせ、180℃に予熱したオーブンで25分焼く。裏返してさらに10分焼き、お好みでレモンやベビーリーフを添えたら完成！

049

鶏のレモンブラックペッパー焼き

材料 2人分

鶏手羽元……6本
酒……大さじ2
醤油……大さじ2
レモン汁……大さじ1
はちみつ……小さじ1
にんにくチューブ……小さじ1
鶏がらスープの素……小さじ1
ブラックペッパー……少々

作り方

① 鶏手羽元にフォークで数か所穴を開ける。

② ジッパーつき袋に鶏手羽元とすべての調味料を入れてもみ込み、冷蔵庫で半日置く。

③ 半日経ったら、天板にクッキングシートを敷いて鶏手羽元を並べ、180℃に予熱したオーブンで25分焼く。お好みでレモン汁とブラックペッパー（どちらも分量外）をかけたら完成！

痩せ point

ジャンクフードが食べたくなったらこれ！揚げ物じゃないのでご安心を。おつまみにも、夜ごはんのおかずにも◎

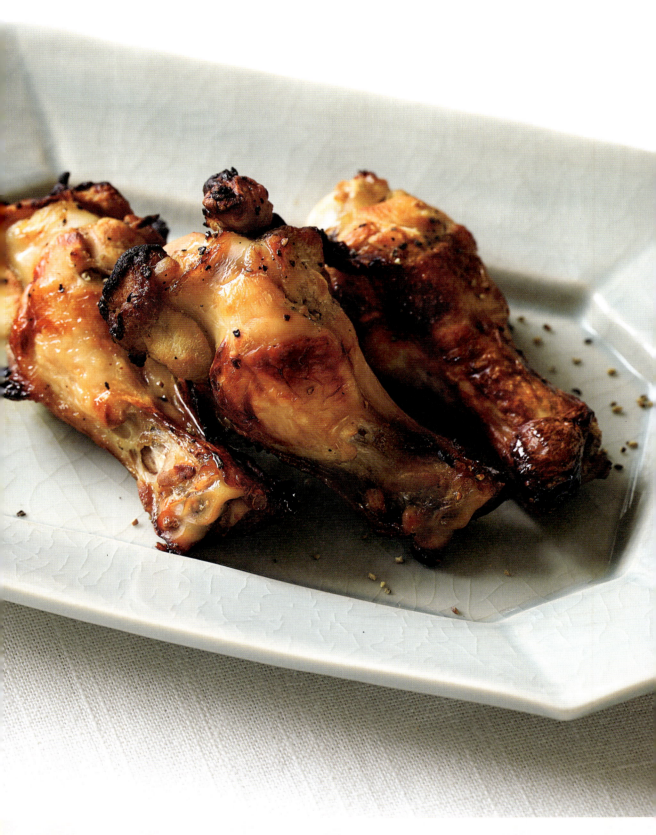

ヘルシーハンバーグ

材料 2人分

- A
  - 豚ひき肉……150g
  - 絹豆腐……80g
  - 冷凍ゴボウ(ささがき)……50g
  - 冷凍むきえだ豆……100g
  - 長ネギ……1/2本
  - ひじき(水戻し不要のもの)……ひとつかみ
  - 顆粒和風だしの素……小さじ1
  - 生姜チューブ……小さじ1/2
  - 塩麹……小さじ1

※塩麹がない場合は塩少々

- 酒……100mL
- 水……50mL
- 大根おろし……適量
- ポン酢……適量

作り方

① 長ネギは細かく切り、ボウルにAをすべて入れ、よく混ぜ合わせる。

② 1を、空気を抜きながら成形し、フライパンにのせ中火で焼く。両面に焼き色がついたら酒と水を入れ、フタをして蒸し焼きにする。

③ 2の水分がなくなり、火が通ったら、お皿に盛る。大根おろしをのせ、ポン酢をかけて完成！

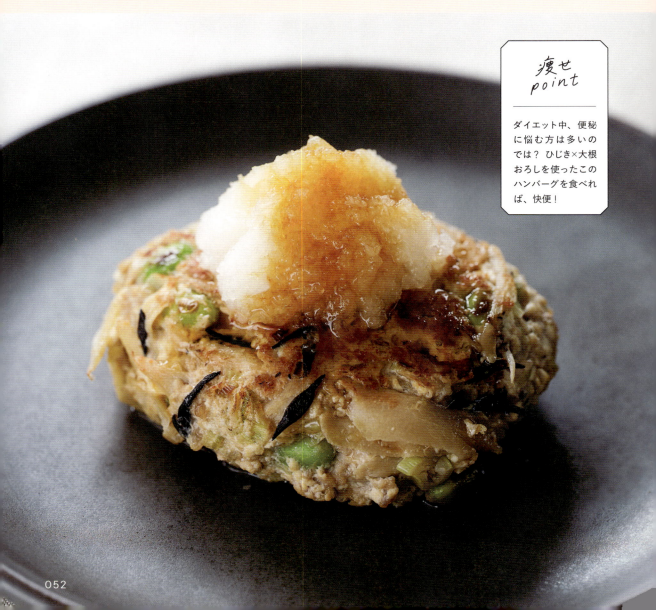

痩せ point

ダイエット中、便秘に悩む方は多いのでは？ ひじき×大根おろしを使ったこのハンバーグを食べれば、快便！

鮭の甘酒醤油漬け

PART 2
メインおかず

材料 2人分

- 生鮭……2切れ
- A
  - 甘酒……大さじ2
  - 醤油……大さじ1
  - 生姜チューブ……小さじ1
  - 顆粒和風だしの素……ひとつまみ
- ベビーリーフ……お好みで

作り方

① ジッパーつき袋にAを入れてもみ込み、冷蔵庫で半日から1日置く。

② 漬け置きした鮭をフライパンで皮目から中火で焼く。両面焼いて火が通ったら、お好みでベビーリーフを添えて完成！

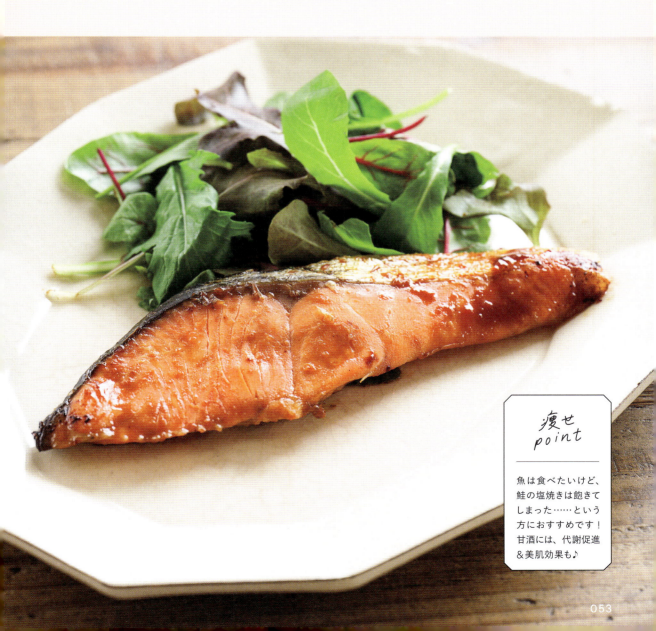

痩せpoint

魚は食べたいけど、鮭の塩焼きは飽きてしまった……という方におすすめです！甘酒には、代謝促進＆美肌効果も♪

鶏肉の
ガーリックオニオンソースがけ

材料 2人分

鶏むね肉……200g
塩コショウ……少々
酒……100mL
水……50mL

●ガーリックオニオンソース
玉ねぎ……1/2個
酒……大さじ3
醤油……大さじ3
みりん……大さじ2
にんにくチューブ……小さじ1
レモン汁……小さじ2

作り方

① 鶏むね肉はひと口大に切り、塩コショウを振る。

② フライパンに鶏むね肉をのせ、弱火で時間をかけて焼き色をつける。焼き色がついたら酒と水を入れ、フタをして蒸し焼きにする。

③ 2の水分がなくなったら、お皿に盛りつける。

④ 玉ねぎはみじん切りにし、同じフライパンにガーリックオニオンソースのレモン汁以外の材料をすべて入れる。中火で炒め、酒のアルコールが飛んだら、火を止めてレモン汁を入れる。

⑤ 3の鶏肉に4のソースをかけたら完成！

痩せpoint

市販のステーキにはよく使われる添加物、人工甘味料、果糖ぶどう糖液糖とサヨナラ！ ソースはどんなお肉でも合います◎

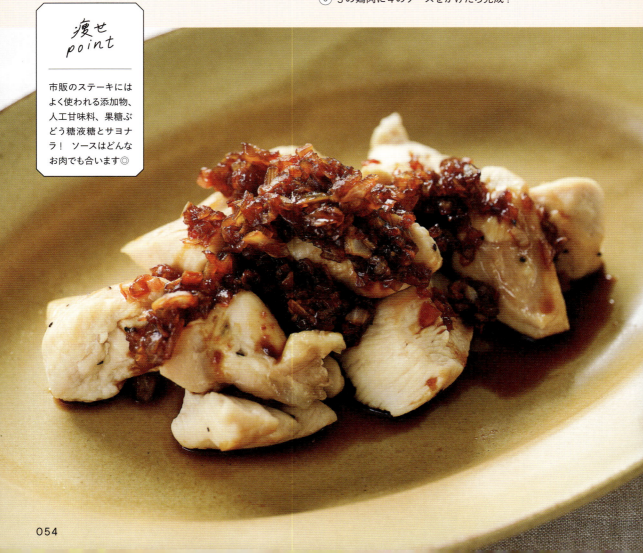

PART 3

副菜 & サラダ

ダイエットとなると、
サラダを食べよう！ と思う人も少なくないはず。
食べるなら、満足感も栄養もきちんとあるものを選びましょう。
また、いろいろな種類を作れるようにして
飽きのこないレパートリーにすることも、
ダイエット継続のカギに。

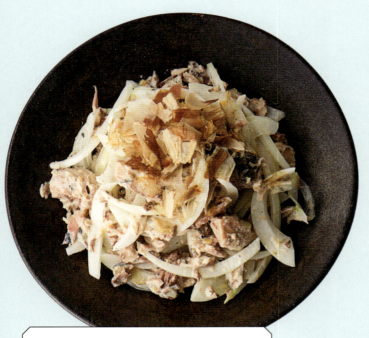

サバサラダ

材料　2人分

- サバの水煮缶（缶汁ごと）……1缶
- 玉ねぎ……1/2個
- かつお節……ひとつかみ
- マヨネーズ……大さじ1
- 味噌……大さじ1/2

作り方

① 玉ねぎは薄切りにする。

② ボウルにすべての材料を入れてよく混ぜ合わせ、お好みでかつお節をかけたら完成！

痩せpoint　サバ缶で簡単に必要な脂質を摂取できます。また、玉ねぎは血液をサラサラにしてくれるほか、便秘の予防効果も！

マヨなしポテサラ

材料　2人分

- じゃがいも……2個
- にんじん……1/2本
- きゅうり……1/2本
- 玉ねぎ……1/2個
- ゆで卵（7分ゆで）……1個
- 粒マスタード……大さじ1と1/2
- 水切りヨーグルト……大さじ1
- はちみつ……大さじ1/2
- 味噌……小さじ1
- にんにくチューブ……小さじ1/2
- 塩コショウ……少々

作り方

① じゃがいもは皮をむき、ひと口大に切る。鍋に入れてかぶるくらいの水（分量外）を注ぎ、中火にかける。竹串を刺してスッと通るくらいまでやわらかくなったら、キッチンペーパーで水気を拭き取りボウルに移す。

② 皮をむいたにんじんと、きゅうりは細切り、玉ねぎは薄切りにする。

③ 1のボウルに2と残りのすべての材料を入れ、ゆで卵とじゃがいもを崩しながら、よく混ぜ合わせたら完成！

痩せpoint　マヨネーズ不使用なので、カロリーオフでさっぱり食べられます。味もご安心を！満足できる、おいしい味つけです♪

PART 3
副菜&サラダ

鮭とディルのヨーグルト和え

材料　2人分

生鮭……1切れ
ディル……好きなだけ
水切りヨーグルト
　……大さじ2
はちみつ……大さじ1/2
醤油……小さじ1
にんにくチューブ
　……小さじ1/2
塩……少々
ブラックペッパー……少々

作り方

① 生鮭は塩少々（分量外）を振り、5分置く。鮭から出てくる水分をキッチンペーパーで拭いたら、皮目を下にしてフライパンにのせる。

② 1を中火にかけ、フライパンが温まってから3分程度焼く。焼いている側が白っぽくなってきたら裏返し、フタをして3分焼く。

③ 2の鮭の身だけをほぐしながらボウルに入れ、残りのすべての材料もよく混ぜ合わせたら完成！

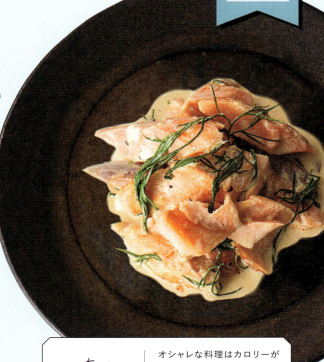

痩せpoint　オシャレな料理はカロリーが高くなりがち……。でも大丈夫！これなら低脂質、低カロリーでオシャレな1品が完成！

ツナと野菜の和風ナムル

痩せpoint　野菜をたっぷり食べられます。わさびを入れることで、油量を減らしても激うまっ！小松菜やきゅうりを入れても◎

材料　2人分

ツナ缶（缶汁ごと）
　……1缶
ほうれん草……1束
にんじん……1/2本
もやし……1/3袋
醤油……小さじ2
ごま油……小さじ2
わさび……小さじ1/2
鶏がらスープの素
　……小さじ1/2

作り方

① ほうれん草は5cm長さに切り、にんじんは皮をむいて細切りにする。

② 鍋にお湯を沸かし、にんじん、もやし、ほうれん草の順に入れてゆでる。

③ 水気を絞った2と残りのすべての材料をボウルに入れ、よく混ぜ合わせたら完成！

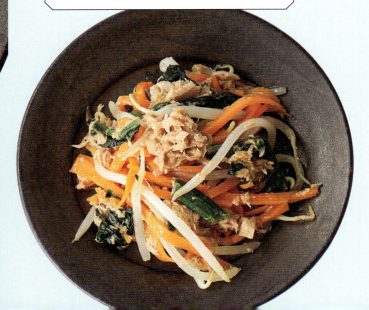

サーモンとアボカドの デパ地下風サラダ

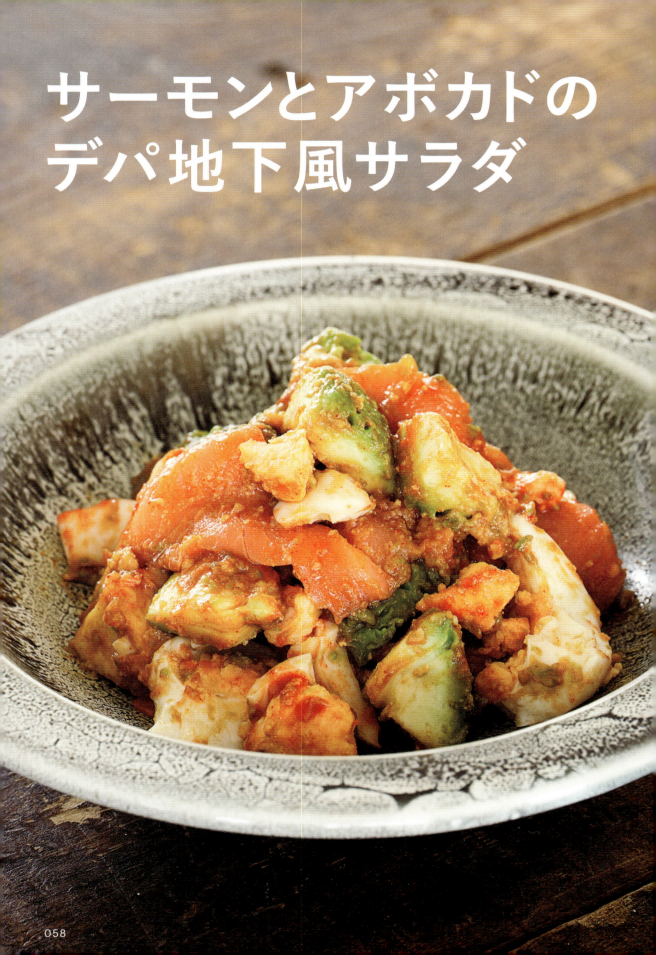

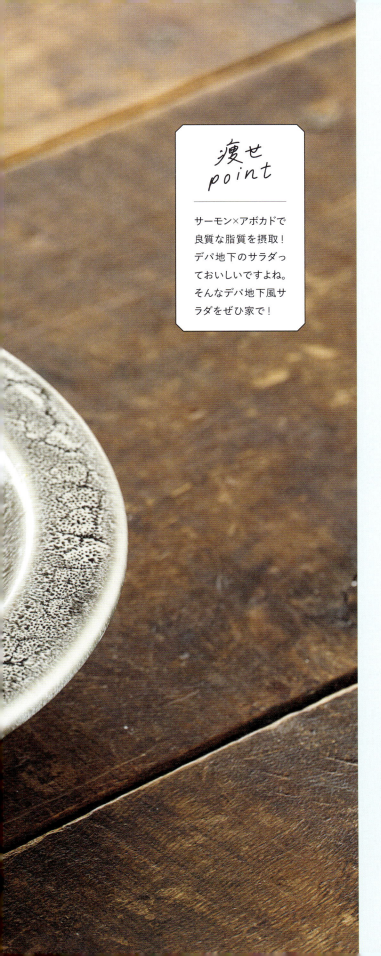

PART 3
副菜&サラダ

痩せpoint

サーモン×アボカドで良質な脂質を摂取！デパ地下のサラダっておいしいですよね。そんなデパ地下風サラダをぜひ家で！

材料　2人分

サーモン（さく）……150g
アボカド……1個
ゆで卵（7分ゆで）……1個
コチュジャン……大さじ1
醤油……小さじ2
ごま油……小さじ2
にんにくチューブ……小さじ1/2

作り方

① サーモンは食べやすい大きさに切り、アボカドは種を取って皮をむき、ひと口大に切る。

② ボウルにすべての材料を入れ、ゆで卵を崩しながらよく混ぜ合わせたら完成！

痩せ point

食物繊維が足りていないときには、ぜひこのサラダを！ごまは美肌効果があり、腸活にもおすすめの食材です◎

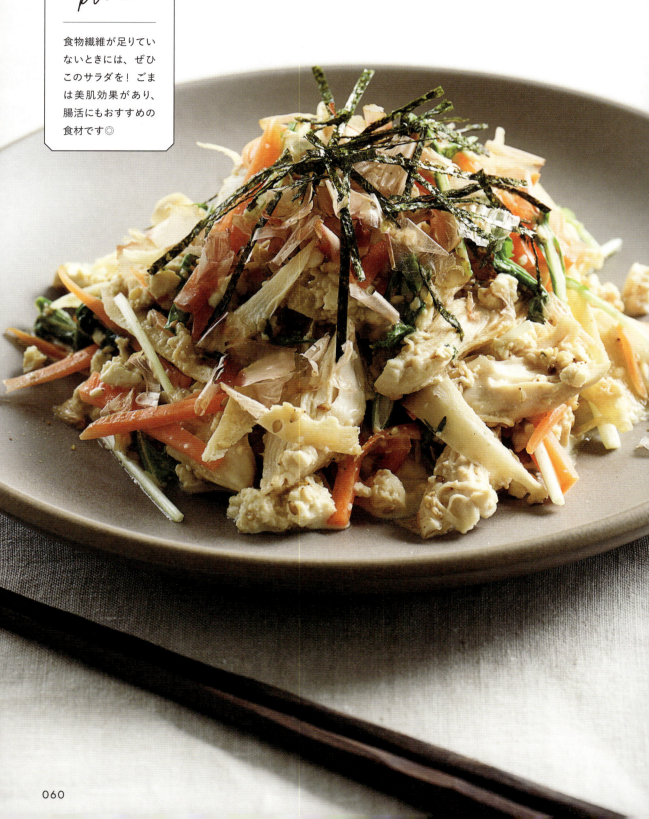

PART 3
副菜&サラダ

水菜とゴボウのサラダ

材料 2人分

A
- 水菜……1/3束
- 冷凍ゴボウ（ささがき）……50g
- にんじん……1/2本
- ささみ……2本
- 絹豆腐……150g

かつお節……適量
刻み海苔……適量

B
- マヨネーズ……大さじ2
- 白ごま……大さじ1
- 酢……大さじ1
- 醤油……小さじ2
- わさびまたはからし……小さじ1
- 甘酒または砂糖またははちみつ……小さじ1

作り方

① ささみはゆでて、身をほぐす。豆腐は細かく崩しながら、水気がなくなるぐらいまで炒めておく。水菜は5cm長さに切り、にんじんは皮をむいて細切りにする。

② ボウルにAを入れ、別容器でよく混ぜ合わせたBを加えてさらに混ぜ合わせる。

③ お皿に盛り、かつお節と刻み海苔をのせたら完成！

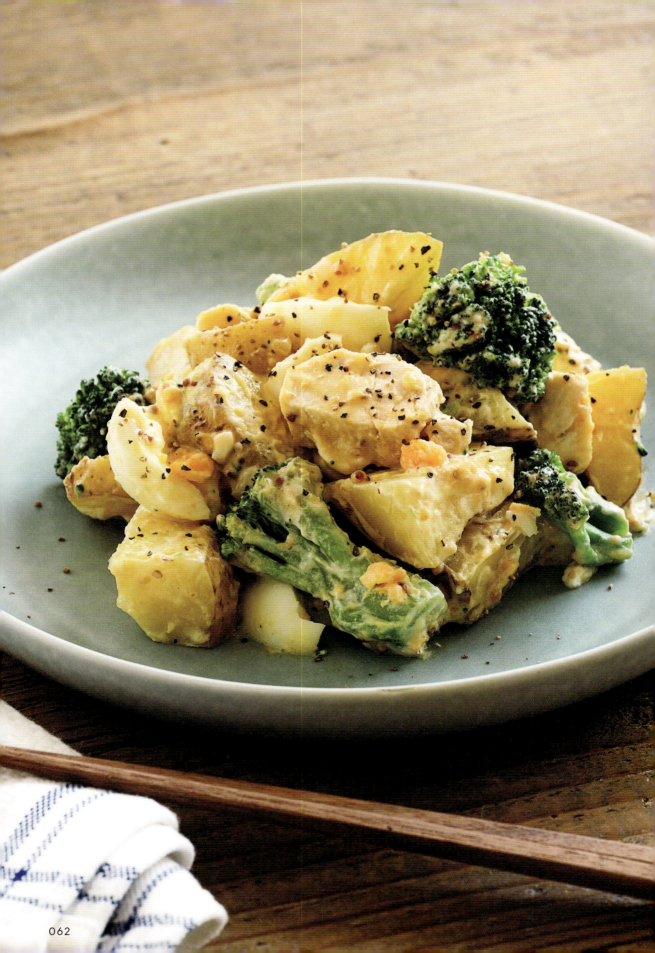

PART 3
副菜&サラダ

鶏肉とブロッコリーの ハニーマスタードサラダ

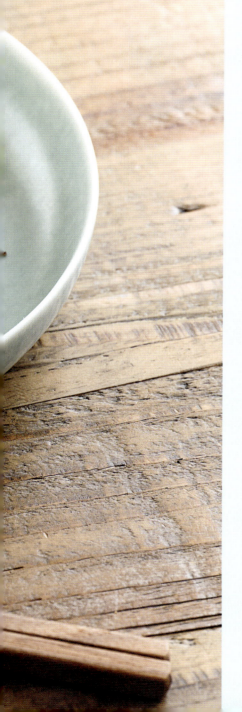

材料 2人分

鶏むね肉……80g
じゃがいも……1個
冷凍ブロッコリー……50g
ゆで卵（7分ゆで）……1個
クリームチーズ……大さじ1と1/2
粒マスタード……小さじ2

はちみつ……小さじ2
にんにくチューブ……小さじ1
醤油……小さじ1
マヨネーズ……小さじ1
ブラックペッパー……お好みで

作り方

① 鶏むね肉は食べやすい大きさに切り、ゆでる。じゃがいもはひと口大に切り、耐熱容器に入れてラップをかけたら、電子レンジ600Wで3分加熱する。

② 鶏むね肉とじゃがいもの水気は、キッチンペーパーで拭き取る。

③ ボウルにすべての材料を入れ、ゆで卵を崩しながらよく混ぜ合わせる。お好みでブラックペッパーをかけたら完成！

痩せpoint

これだけで、1食分のタンパク質を摂取！よく使う食材でも、いろいろな味つけで楽しむことで、心まで満たしましょう◎

もずくサラダ

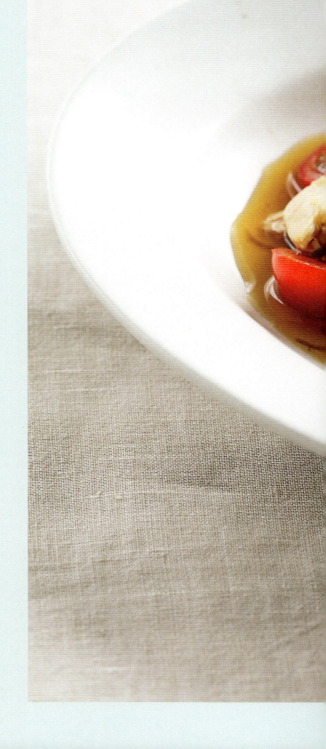

> 材料 2人分

生もずく……好きなだけ
ささみ……3本
ミニトマト……6個
きゅうり……1/2本
冷凍むき枝豆……100g
みりん……大さじ3
酢……大さじ3
醤油……大さじ3
顆粒和風だしの素……小さじ1

> 作り方

① ささみはゆでて食べやすい大きさに、ミニトマトはヘタを取って半分に切る。きゅうりは細切りにする。

② みりんは耐熱容器に入れ、電子レンジ600Wで3分加熱し、アルコールを飛ばしておく。

③ ボウルにすべての材料を入れ、よく混ぜ合わせたら完成！

痩せpoint

手作りの無添加もずくサラダ！ 腸内が整って、お腹がスッキリします！ 赤や緑の食材で見た目も鮮やかなので、心も満足♪

PART 3
副菜&サラダ

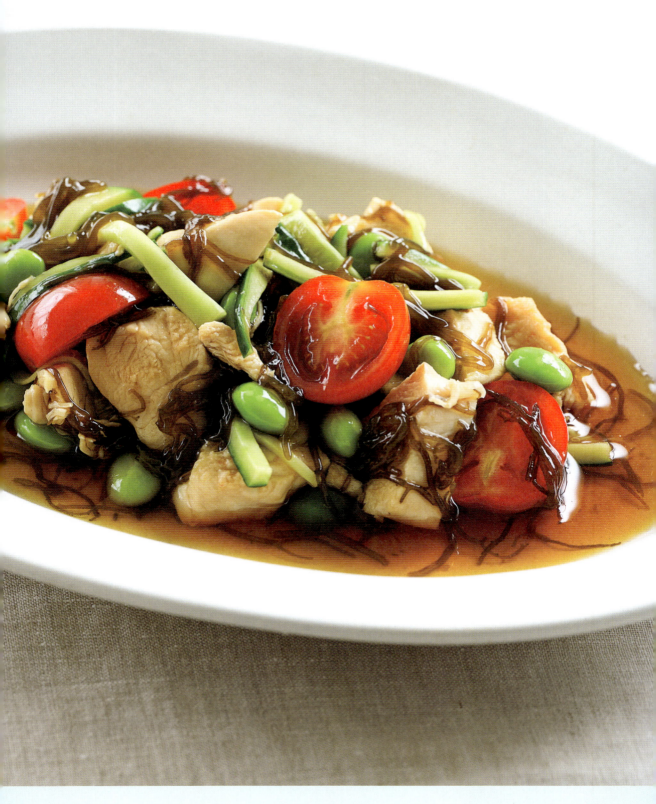

大葉ひじきサラダ

| 材料 2人分 |

鶏むね肉……100g
大葉……7枚程度
トマト……1個
きゅうり……1本
大豆の水煮……50g
ひじき(水戻し不要のもの)……7g
酢……大さじ2
醤油……大さじ1と1/2
はちみつ……小さじ1

| 作り方 |

① 鶏むね肉は食べやすい大きさに切ってゆで、キッチンペーパーで水気を拭き取る。大葉は千切りに、トマトはヘタを取ってひと口大に、きゅうりは細切りにする。

② ボウルにすべての材料を入れ、よく混ぜ合わせたら完成!

痩せpoint

ひじきの煮物よりも塩分をカットできるので、顔が浮腫まずスッキリ! 大豆はタンパク質が豊富で低糖質なのがうれしい◎

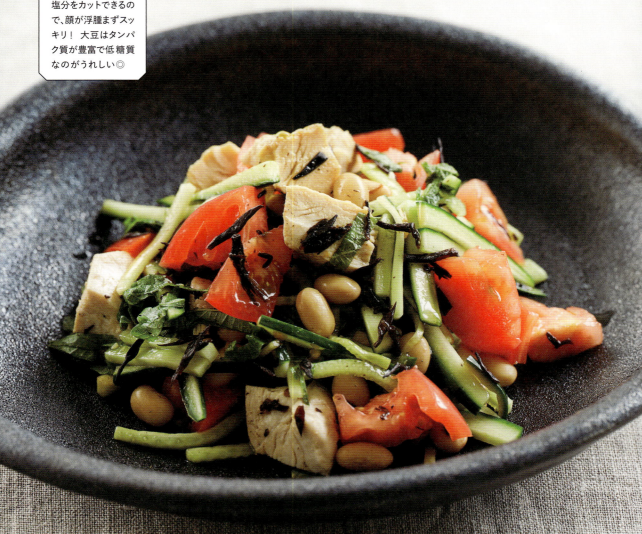

PART 3 副菜&サラダ

ボウルごと食べても太らんわかめサラダ

材料 2人分

A
- わかめ(乾燥)……ひとつかみ
- きゅうり……1本
- オクラ……3本
- 酢……大さじ2
- 砂糖……大さじ1
- 醤油……小さじ1
- 生姜チューブ……小さじ1
- 鶏がらスープの素……小さじ1

白ごま……好きなだけ
刻み海苔……好きなだけ

作り方

① わかめは水で戻して、きゅうりは薄い輪切りにする。オクラはゆでて、ヘタを取りガクをむいて5mm幅の輪切りにする。

② ボウルにAを入れてよく混ぜ合わせ、器に盛る。白ごまと刻み海苔を好きなだけのせたら完成！

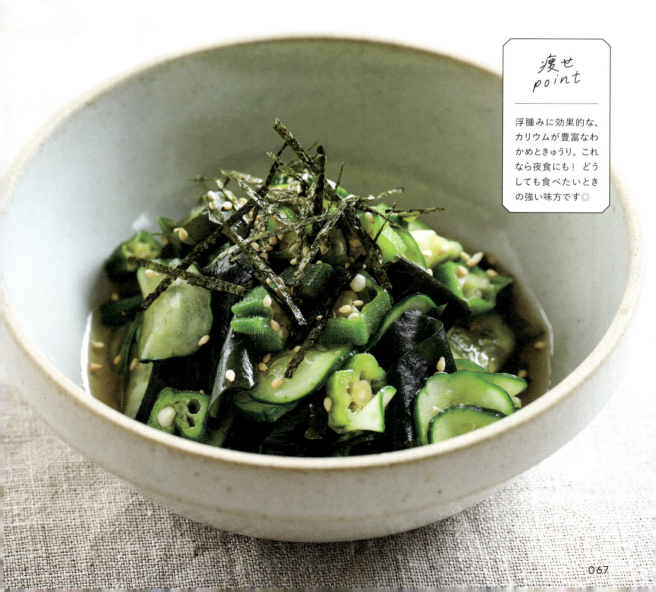

痩せpoint

浮腫みに効果的な、カリウムが豊富なわかめときゅうり。これなら夜食にも！どうしても食べたいときの強い味方です◎

わかめと梅とろろの リセットサラダ

材料 2人分

- 山芋……150g
- わかめ（乾燥）……ひとつかみ
- かつお節……ひとつかみ
- 梅肉チューブ……大さじ1
- 白だし……小さじ2

作り方

① 山芋は皮をむいてすりおろす。

② ボウルにすべての材料を入れ、よく混ぜ合わせる。お皿に盛り、お好みでかつお節（分量外）をかけたら完成！

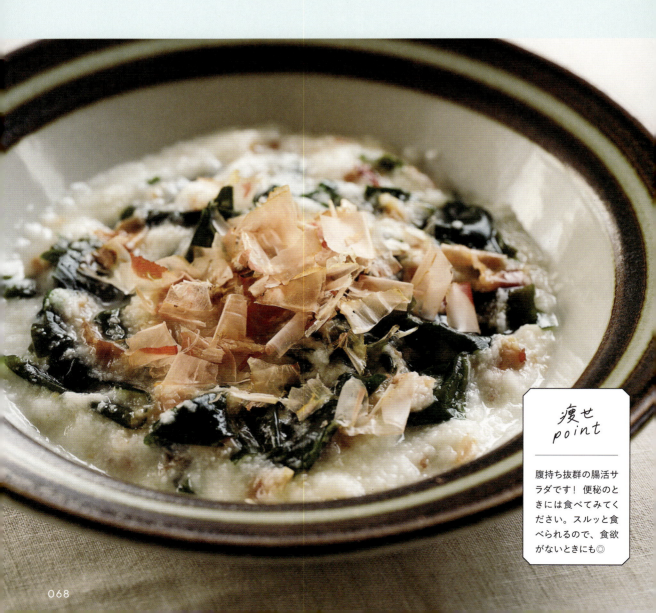

痩せpoint

腹持ち抜群の腸活サラダです！便秘のときには食べてみてください。スルッと食べられるので、食欲がないときにも◎

PART 3
副菜&サラダ

にんじんと卵のサラダ

材料 2人分

- A
  - にんじん……1本
  - ゆで卵（7分ゆで）……2個
  - 玉ねぎ……1/2個
  - マヨネーズ……大さじ1
  - 粒マスタード……大さじ1
  - はちみつ……大さじ1/2
  - りんご酢……小さじ1
  - 塩……少々
- ブラックペッパー……少々

作り方

① にんじんは皮をむいて千切りに、玉ねぎは薄切りにする。

② ボウルにAを入れ、ゆで卵を崩しながらよく混ぜ合わせる。お皿に盛り、ブラックペッパーをかけたら完成！

痩せpoint

にんじんには、美白・美肌効果が期待できるβ-カロテンや、ポリフェノールなどの栄養素が。これは、食べる美容液！

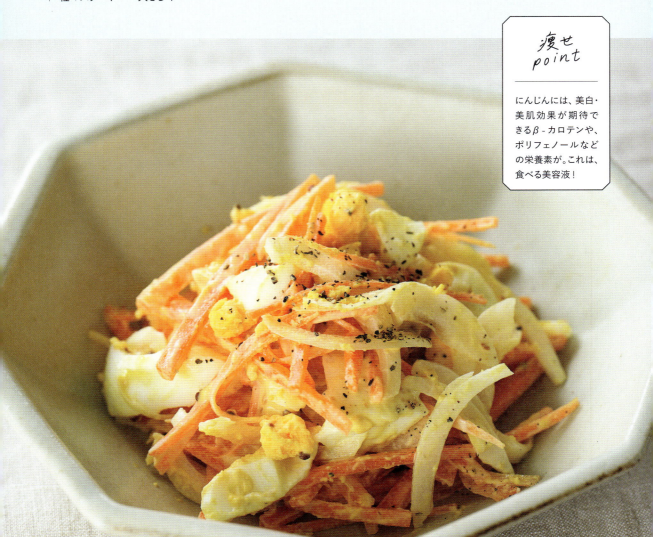

冷やし中華風サラダ

材料 2人分

- トマト……2個
- きゅうり……2本
- ハム……4枚
- 卵……1個
- 塩コショウ……少々
- 米油……適量

A
- 酢……大さじ3
- 醤油……大さじ2
- 砂糖……大さじ1
- ごま油……大さじ1
- 水……大さじ1
- 鶏がらスープの素……小さじ1
- からし……小さじ1

作り方

① トマトはヘタを取って食べやすい大きさに切り、きゅうりとハムは細切りにする。フライパンに油を熱し、溶き卵を塩コショウで炒める。

② ボウルに1、Aを入れ、よく混ぜ合わせたら完成！

\ POINT! /
仕上げに白ごまと刻み海苔をたくさんかけるのも、おいしくておすすめです！

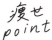

冷やし中華が食べたい……でも小麦は……というときにぜひ！ 具だくさんで食べごたえもあるので、満足度的にも十分◎

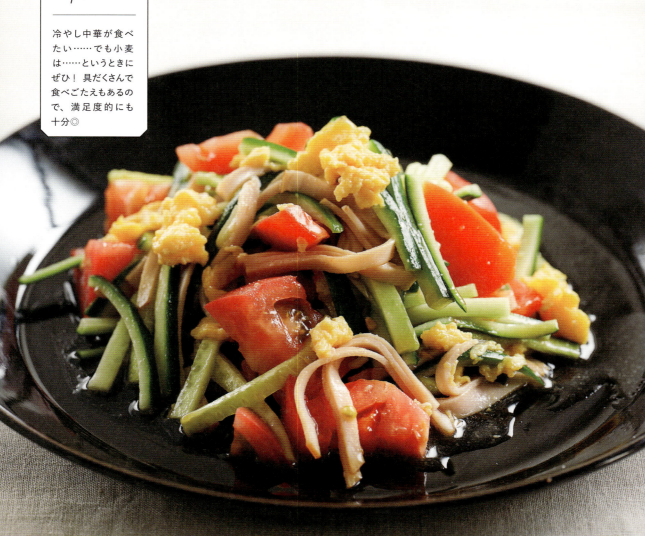

PART

4

ごはんもの＆
麺類

ダイエット中だって、
いろいろな料理を楽しみたいですよね。
楽しんでいいんです！
お腹も心もしっかり満たして、
ストレスをためないようにしましょう。
アレンジ無限大のおにぎりもおすすめ！

鮭と小松菜のおにぎり

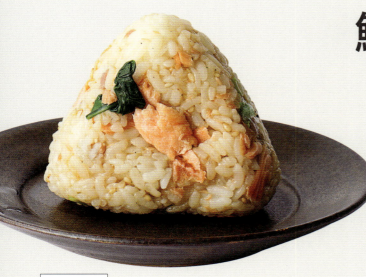

材料　2個分

- ごはん……200g
- 生鮭……1切れ
- A ┌ 酒……大さじ2
　　└ みりん……大さじ1
- 小松菜……1束
- B ┌ ごま油……小さじ1
　　│ 醤油……小さじ1
　　│ 砂糖……小さじ1
　　└ かつお節……ひとつかみ
- 白ごま……大さじ

作り方

① 生鮭は軽く塩（分量外）を振り、5分置く。鮭から出てくる水分をキッチンペーパーで拭いたら、皮目を下にしてフライパンにのせる。

② 1を中火にかけ、フライパンが温まってから3分程度焼く。焼いている側が白っぽくなってきたら裏返し、Aを入れてフタをして3分蒸し焼きにする。鮭の身だけをほぐしてボウルに入れておく。

③ 小松菜は5cm長さに切り、Bと合わせて別のフライパンで炒める。

④ 2のボウルにごはん、3、白ごまを入れ、よく混ぜ合わせておにぎりにしたら完成！

> **痩せpoint**
> 鮭にはマグネシウムが多く含まれていて、不眠症の改善に効果があるといわれています。おにぎりにして手軽に摂取！

ひじきとえだ豆としらすの梅おにぎり

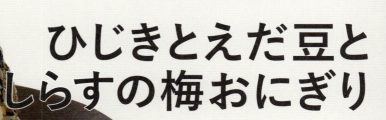

> **痩せpoint**
> ひじきは鉄分を多く含む食材なので、女性は、貧血になりやすい生理前や生理中に食べるとおすすめですよ◎

材料　2個分

- ごはん……200g
- A ┌ 冷凍むきえだ豆……30g
　　│ しらす……30g
　　│ ひじき（水戻し不要のもの）
　　│ 　……ひとつまみ
　　└ 酒……大さじ1
- 醤油……小さじ2
- 砂糖……小さじ1
- かつお節……ひとつかみ
- 梅干し……2個
- 白ごま……大さじ1

作り方

① フライパンにAを入れ、炒める。

② ボウルにごはんと1を入れ、種を取ってたたいた梅干しと白ごまを加え、よく混ぜ合わせておにぎりにしたら完成！

PART 4
ごはんもの & 麺類

小松菜としらすの
おにぎり

材料 2個分

- ごはん……200g
- 小松菜……1束
- A ┌ しらす……30g
-   │ 酒……大さじ1
-   └ 醤油……小さじ2
- 砂糖……小さじ1
- ごま油……小さじ1
- かつお節……ひとつかみ
- 白ごま……大さじ1

作り方

① フライパンに5cm長さに切った小松菜、Aを入れ、炒める。

② ボウルにごはんと1を入れ、白ごまを加え、よく混ぜ合わせておにぎりにしたら完成！

痩せpoint
しらすには、赤血球を増やす作用を持つビタミンB12が含まれているので、こちらも貧血の予防に効果があります！

しらすとわかめの
たくあんおにぎり

材料 2個分

- ごはん……200g
- しらす……30g
- たくあん……3枚程度
- わかめ（乾燥）……ひとつかみ
- ごま油……小さじ1
- めんつゆ……小さじ1
- 顆粒和風だしの素……ひとつまみ
- 白ごま……大さじ1

作り方

① わかめは水で戻しておく。たくあんは細かく切る。

② すべての材料をボウルに入れ、よく混ぜ合わせておにぎりにしたら完成！

痩せpoint
わかめは、低カロリーでありながら満腹感が得られる食材。早食いを防止して、食べ過ぎを防いでくれます！

073

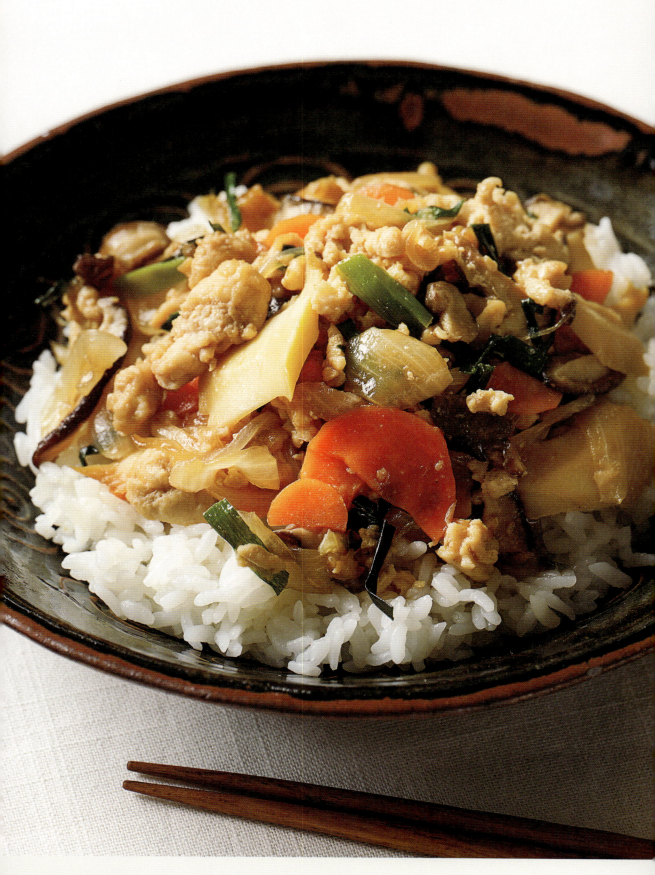

PART 4
ごはんもの&麺類

夫を痩せさせた
バレないダイエット丼

材料 2人分

A
- 鶏ひき肉……150g
- 玉ねぎ……1個
- にんじん……1/2本
- たけのこの水煮……70g
- しいたけ……3個
- ニラ……1/3束

B
- 酒……大さじ4
- 醤油……大さじ1
- みりん……大さじ1
- 砂糖……大さじ1
- オイスターソース……大さじ1/2
- 鶏がらスープの素……小さじ2
- 生姜チューブ……小さじ1

片栗粉……小さじ1
ごはん……適量

痩せ
point

お肉を鶏ひき肉にすることで、脂質をカット! 夫が太ったときに、週に2回夜ごはんに出していたら、1カ月で−3kg!

作り方

① 玉ねぎは薄切り、にんじんは皮をむいて薄いいちょう切りにする。たけのこの水煮は薄切りにし、しいたけは5mm幅、ニラは3cm長さに切る。

② フライパンにAを入れ、中火で炒める。

③ 2に火が通ったら、混ぜ合わせたBを加え、さらに炒める。味がなじんだら、水10mL（分量外）で溶いた片栗粉を回し入れ、軽くとろみをつける。

④ どんぶりにごはんを盛り、3をかけたら完成!

075

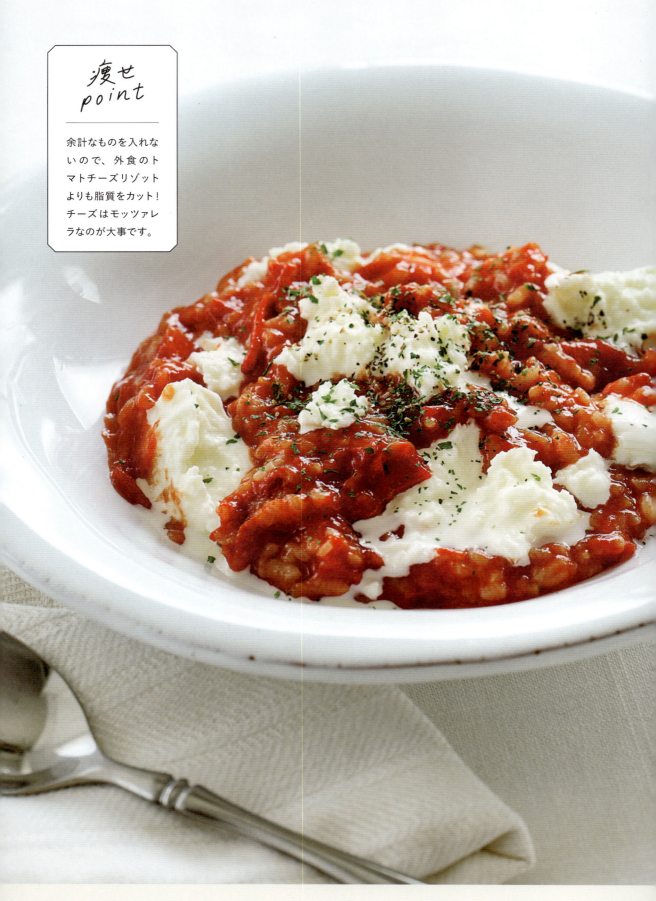

痩せpoint

余計なものを入れないので、外食のトマトチーズリゾットよりも脂質をカット！チーズはモッツァレラなのが大事です。

PART 4
ごはんもの＆麺類

トマト
チーズリゾット

材料　2人分

米……50g

トマトジュース……200mL

トマト…1個

コンソメ……小さじ1

モッツァレラチーズ……100g

パセリ（乾燥）……お好みで

作り方

① トマトはヘタを取って食べやすい大きさに切る。

② 深めのフライパンにトマトジュースと洗った米を入れ、中火で煮込む。グツグツしてきたらトマトとコンソメを加え、混ぜながら10〜25分煮込む。

③ 水分がなくなってきたらお皿に盛り、モッツァレラチーズをちぎってのせ、お好みで乾燥パセリをかけたら完成！

ゴボウごはん

| 材料 4人分 |

米……2合
水……適量

A
┌ にんじん……1/2本
│ お好みのきのこ……好きなだけ
│ 冷凍むきえだ豆……50g
│ 冷凍ゴボウ（ささがき）……50g
└ ひじき（水戻し不要のもの）……5g

B
┌ 醤油……大さじ2
│ みりん……大さじ2
│ 酒……大さじ2
│ 甘酒……大さじ2
│ ※甘酒がない場合は砂糖小さじ2
└ 顆粒和風だしの素……小さじ2

| 作り方 |

① にんじんは皮をむき、千切りにする。

② 炊飯器に洗った米、Bを入れ、よく混ぜる。Aを加え、2合の目盛りまで水を入れて普通炊きモードで炊飯したら完成！

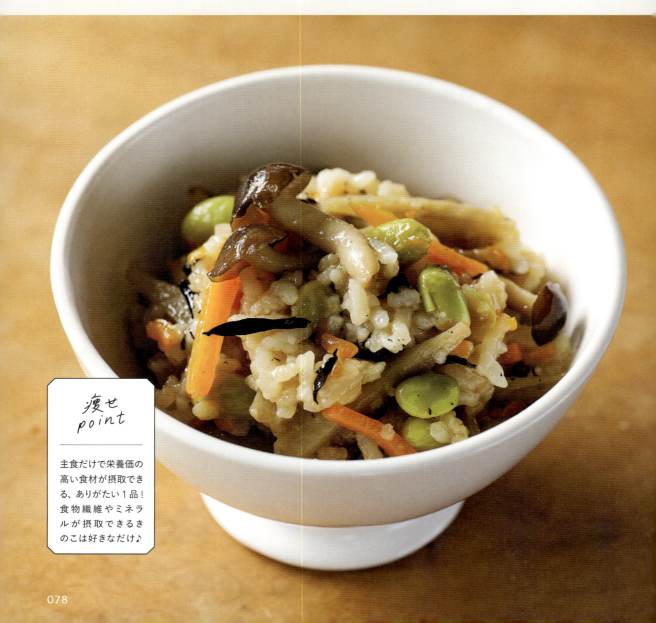

痩せpoint
主食だけで栄養価の高い食材が摂取できる、ありがたい1品！食物繊維やミネラルが摂取できるきのこは好きなだけ♪

まんぷく冷やしそば

PART 4
ごはんもの&麺類

材料 1人分

- ゆでそば……1食分
- 水……500mL
- 昆布……5g
- 干ししいたけ……3個
- A ┌ 醤油……60mL
　　├ みりん……60mL
　　└ 砂糖……小さじ1
- 山芋……150g
- 長ネギ……1/2本
- わさび……少々
- 刻み海苔……少々
- 卵黄……1個

作り方

① 鍋に水と昆布を入れ、10分置いたら中火にかけ、沸騰する直前に火を止める。干ししいたけを加えたら、さらに30分置く。

② 30分経ったら1にAを加え、再び中火にかける。沸騰したら火を止めて、冷蔵庫で冷やす。

③ 2が冷えたら皮をむいてたたいた山芋を加えて、器に盛り、ゆでそば、小口切りにした長ネギ、わさび、刻み海苔、卵黄をのせたら完成！

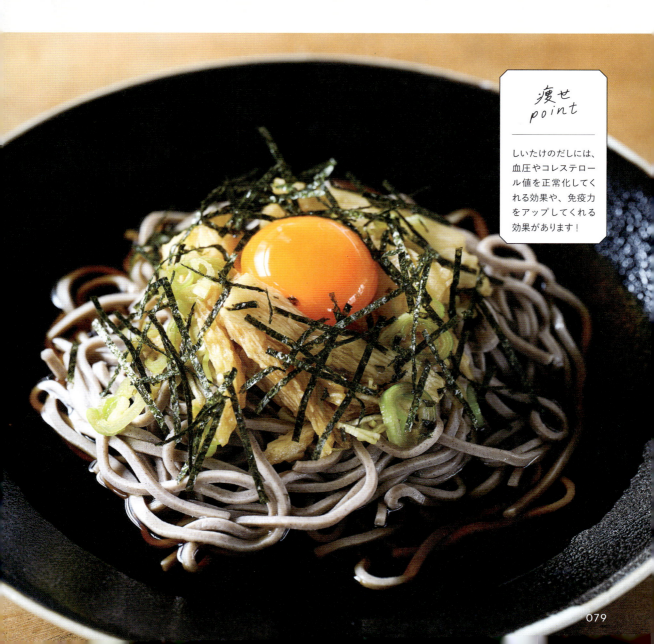

痩せ point
しいたけのだしには、血圧やコレステロール値を正常化してくれる効果や、免疫力をアップしてくれる効果があります！

トマトとクリームチーズの冷製パスタ

材料 2人分

- パスタ……2束(1束は100g程度)
- A
  - トマト……3個
  - ツナ缶(缶汁ごと)……1缶
  - オリーブオイル……大さじ2
  - 醤油……大さじ2
  - レモン汁……大さじ1
  - 粉チーズ……大さじ1
  - にんにくチューブ……小さじ1
  - ブラックペッパー……少々
- クリームチーズ……適量
- 大葉……3枚

作り方

① トマトはヘタを取り、食べやすい大きさに切る。

② 鍋にたっぷりのお湯を沸かし、パスタをパッケージの表示時間通りにゆでる。ゆで上がったら、パスタを氷水で締める。

③ ボウルにAを入れ、よく混ぜ合わせたら、水気をきったパスタを加えて和える。

④ 器に盛り、クリームチーズと、千切りにした大葉をのせたら完成!

痩せpoint

さっぱり食べられておいしいだけでなく、良質な油だけを使用しているので、外食よりもカロリーをカットできます!

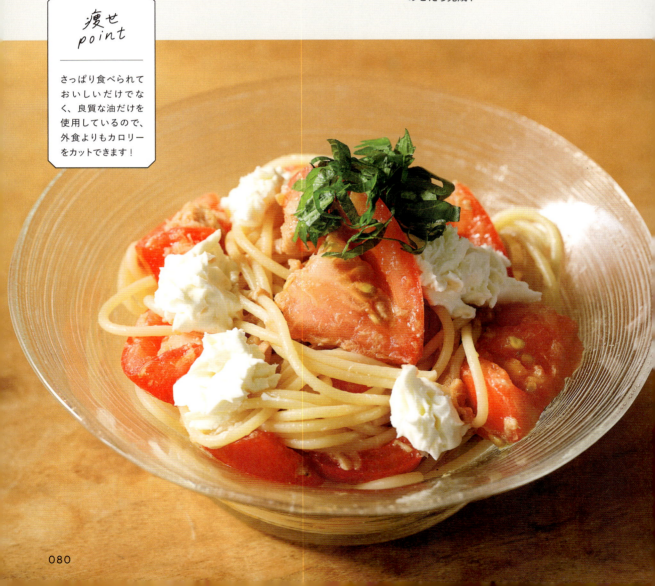

PART 5

スープ

サラダ同様、スープもレパートリーが豊富だと
ダイエット中の強い味方になってくれます。
炊飯器で作れるものもいくつか紹介しているので
忙しい方も、ぜひチャレンジしてみてください。

豆乳腸活スープ

> **材料 2人分**

さつまいも……200g
A ┌ 玉ねぎ……1/2個
　├ にんじん……1/2本
　├ ほうれん草……2束
　├ 冷凍ブロッコリー……50g
　└ ハム……4枚
水……100mL
無調整豆乳……300mL
塩コショウ……少々
コンソメ……小さじ1
味噌……小さじ1/2
ピザ用チーズ……適量

> **作り方**

① さつまいもは皮をむいて、1.5cm角に切り、水に浸しておく。玉ねぎ、皮をむいたにんじん、ハムも1.5cm角に切り、ほうれん草は5cm長さに切る。

② 深めのフライパンにAを入れ、中火でしんなりするまで炒めたら、塩コショウを振って、コンソメを入れる。

③ じっくり炒めたら、水を加えて水気がなくなるまでフタをして弱火で煮込む。

④ 水気がなくなったら豆乳、味噌、さつまいもを入れ、フタをしてさらに10分程度煮込む。

⑤ さつまいもに火が通ったら器に盛り、ピザ用チーズをのせたら完成!

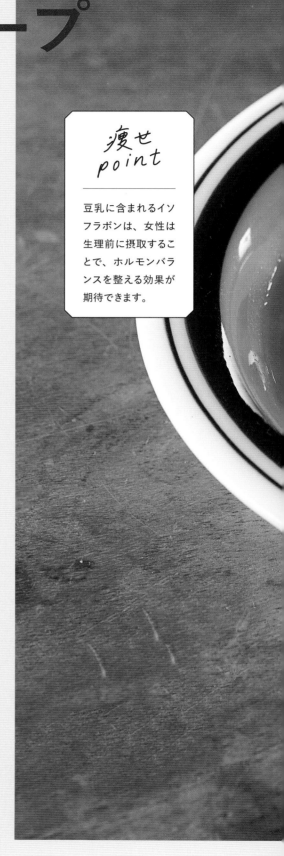

痩せpoint

豆乳に含まれるイソフラボンは、女性は生理前に摂取することで、ホルモンバランスを整える効果が期待できます。

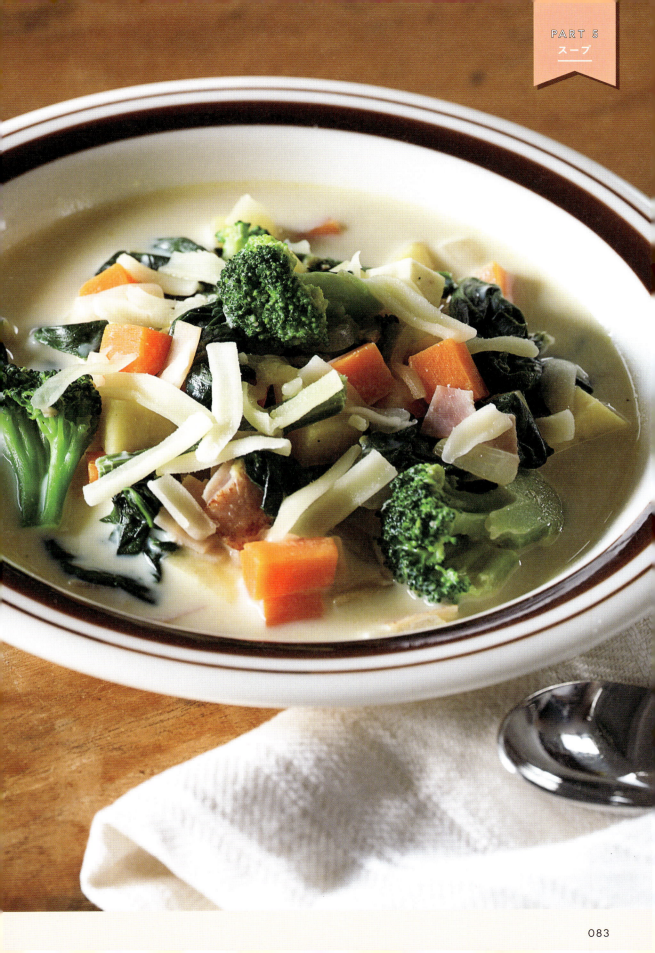

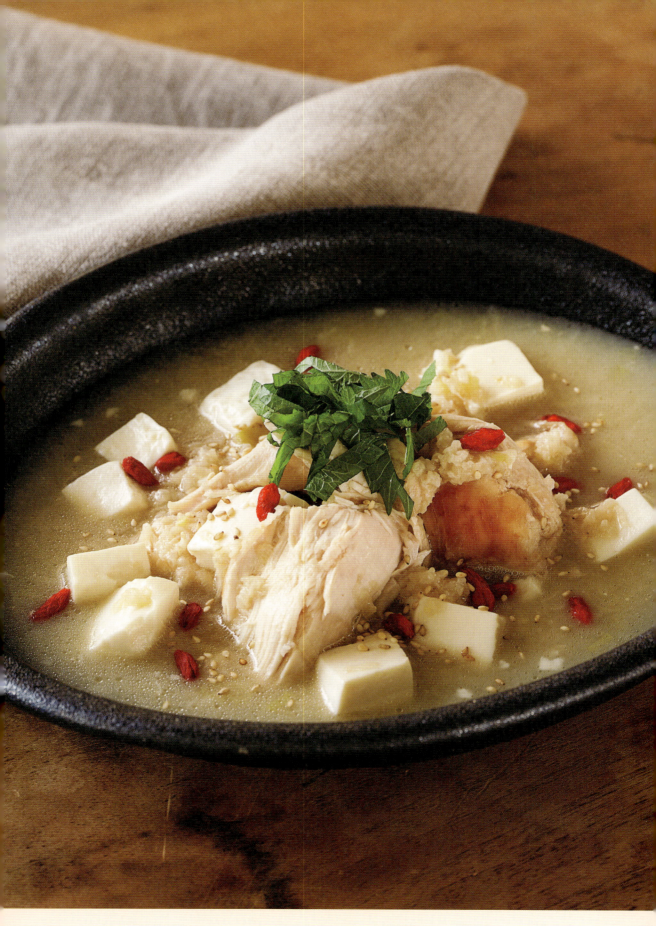

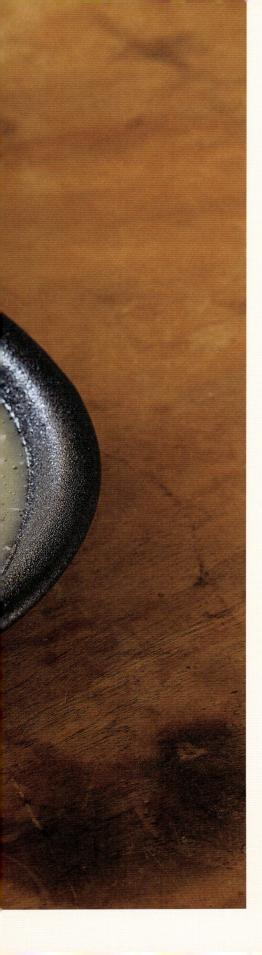

PART 5
スープ

和風参鶏湯
(サムゲタン)

材料 2人分

米……100g
水……600mL
鶏むね肉……180g
長ネギ……1本

A
- にんにく……1かけ
- 生姜……1かけ
- ごま油……大さじ1
- 酒……大さじ1
- 醤油……小さじ1
- 顆粒和風だしの素……小さじ1

絹豆腐……80g
味噌……大さじ1
大葉……3枚
白ごま……適量

作り方

① 炊飯器に洗った米、水、Aを入れて混ぜ、鶏むね肉、小口切りにした長ネギをのせ、炊き込みモードで炊飯する。

② 炊けたら鶏むね肉の身をほぐし、さいの目に切った豆腐を加え、味噌を溶かし入れる。

③ 器に盛り、千切りにした大葉をのせ、白ごま、お好みでクコの実を散らしたら完成！

痩せ point

炊飯器で作れるので、疲れた日でもコンビニへの寄り道防止に！豆腐には高血圧を予防したり、肌の調子を整える効果も◎

085

トマトスープ

材料 2人分

トマトジュース……400mL

冷凍ブロッコリー……50g

冷凍かぼちゃ……100g

玉ねぎ……1個

モッツァレラチーズ……100g

酒または白ワイン……大さじ2

コンソメ……大さじ1

にんにくチューブ……小さじ1

塩……ひとつまみ

ブラックペッパー……少々

作り方

① 玉ねぎは4等分に切る。

② 炊飯器にすべての材料を入れて混ぜ、普通炊きモードで炊飯する。

③ 炊けたら完成!

痩せ point

こちらも炊飯器で作れる、コンビニ寄り道防止レシピ。野菜をたくさん摂れて、食べごたえも抜群の満足スープです!

PART 5
スープ

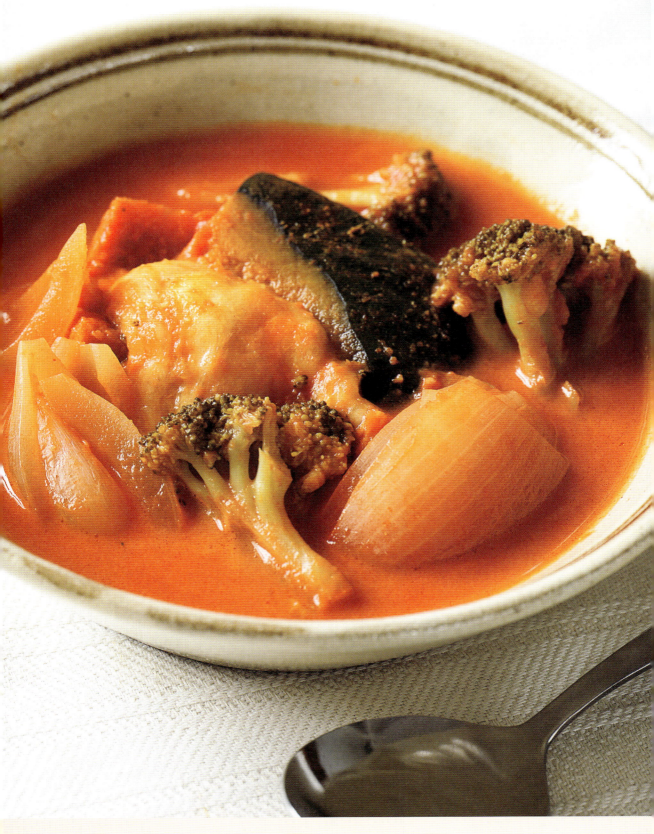

痩せ
point

かぼちゃは、食物繊維が多く含まれているので、便秘解消に効果がある食材です。バター不使用でカロリーも安心♪

PART 5
スープ

パンプキンスープ

材料 2人分

冷凍かぼちゃ……300g

水……200mL

無脂肪牛乳……300mL

砂糖……小さじ2

コンソメ……小さじ1

醤油……お好みで

塩……お好みで

パセリ(乾燥)……お好みで

作り方

① 鍋にかぼちゃと水を入れ、中火で煮つめる。

② かぼちゃが溶けてきたら、コンソメを加える。かぼちゃの皮も細かくなったら、無脂肪牛乳と砂糖を加え、よく混ぜる。

③ お好みで醤油や塩で味を調えて器に盛り、お好みで乾燥パセリをかけたら完成!

酸辣湯風スープ
サンラータン

材料 2人分

A
- 豚ひき肉……100g
- 絹豆腐……150g
- にんじん……1/2本
- 水……400mL
- 酒……50mL
- みりん……大さじ1
- 鶏がらスープの素……大さじ1
- オイスターソース……大さじ1
- ごま油……小さじ2
- 醤油……小さじ1
- 塩コショウ……少々

B
- 長ネギ……1/2本
- ニラ……1/2束
- もやし……1/2袋
- 溶き卵……1個分
- 酢……大さじ2
- 片栗粉……小さじ2
- ラー油……お好みで

作り方

1. にんじんは皮をむいて千切り、長ネギは薄い斜め切りにする。ニラは5cm長さに切る。
2. 炊飯器にAを入れて混ぜ、早炊きモードで炊飯する。
3. 炊けたら炊飯器のフタを一度開け、Bを加えて混ぜ、再度早炊きモードで炊飯する。
4. 10分経ったら炊飯器のフタを開け、混ぜたら器に盛り、お好みでラー油をかけたら完成！

痩せpoint

酸味のあるスープが、食欲のないときにもおすすめな1品。こちらもコンビニ寄り道防止の炊飯器レシピです！

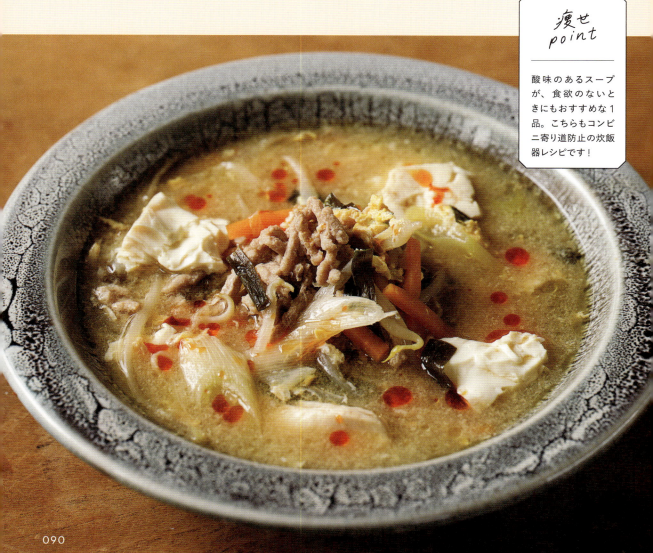

PART 5
スープ

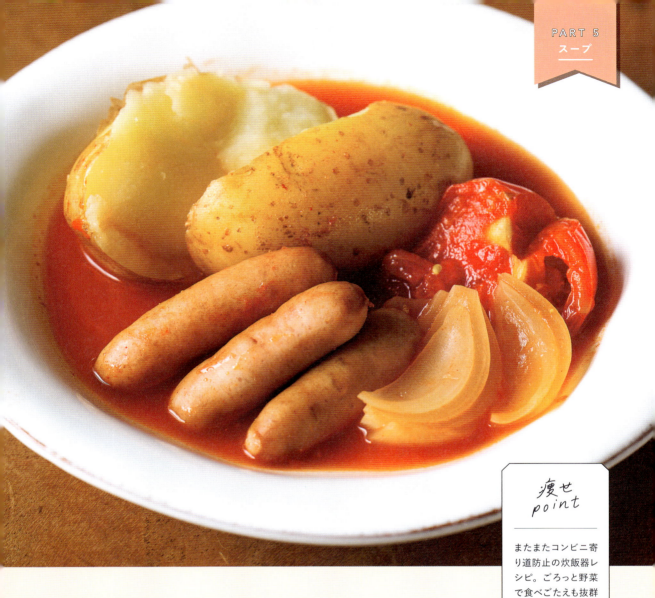

ポトフ

痩せpoint

またまたコンビニ寄り道防止の炊飯器レシピ。ごろっと野菜で食べごたえも抜群です。体を温めて代謝もアップ！

材料　2人分

トマト……3個
玉ねぎ……2個
じゃがいも……2個
ウインナー……90g
トマトジュース……100mL
白ワインまたは酒……大さじ3

塩麴……大さじ1
※塩麴がない場合は塩ひとつまみ

甘酒……大さじ1
※甘酒がない場合は砂糖小さじ1

にんにくチューブ……小さじ1

作り方

① トマトはヘタを取って半分に切り、玉ねぎはくし形切りにする。

② 炊飯器にすべての材料を入れ、普通炊きモードで炊飯する。

③ 炊けたら完成！

\POINT!/
炊けたあと、お好みでピザ用チーズを入れて2分保温してもおいしいです！

鶏団子スープ

材料 2人分

A
- 冷凍鶏団子……150g
- 玉ねぎ……1個
- 水……500mL
- 酒……大さじ2
- 顆粒和風だしの素……小さじ1

- 絹豆腐……150g
- 味噌……大さじ2
- 長ネギ……お好みで

作り方

① 玉ねぎは薄切りにする。

② 鍋にAを入れ、中火にかけて煮込む。

③ 玉ねぎがしんなりしたら、さいの目に切った豆腐と味噌を加え、お好みで小口切りにした長ネギをのせたら完成！

\ POINT! /

余裕があるときは、冷凍鶏団子をサバのつみれに変えてみてください！ 下記の材料をフードプロセッサーに入れて団子にするだけ！ 栄養的にもなおよしです◎

- サバ半身……2切れ
- 長ネギ……1/2本
- 酒……大さじ1
- 片栗粉……大さじ1
- 味噌……大さじ1/2
- 醤油……小さじ1
- 生姜チューブ……小さじ1
- 顆粒和風だしの素……小さじ1/2

痩せ point

おすすめはサバのつみれバージョンです。生姜を入れて、冷え対策にもなります！とはいえ、お疲れの日は鶏団子でも◎

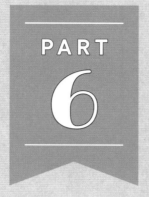

おやつ

おやつだって食べてOK！
きっと、ダイエット中にもこんなにおいしいおやつを
食べていいなんて！と驚くはずのおすすめレシピばかりです。
SNSのフォロワーさんから聞かれることの多い
ドリンクのレシピも！

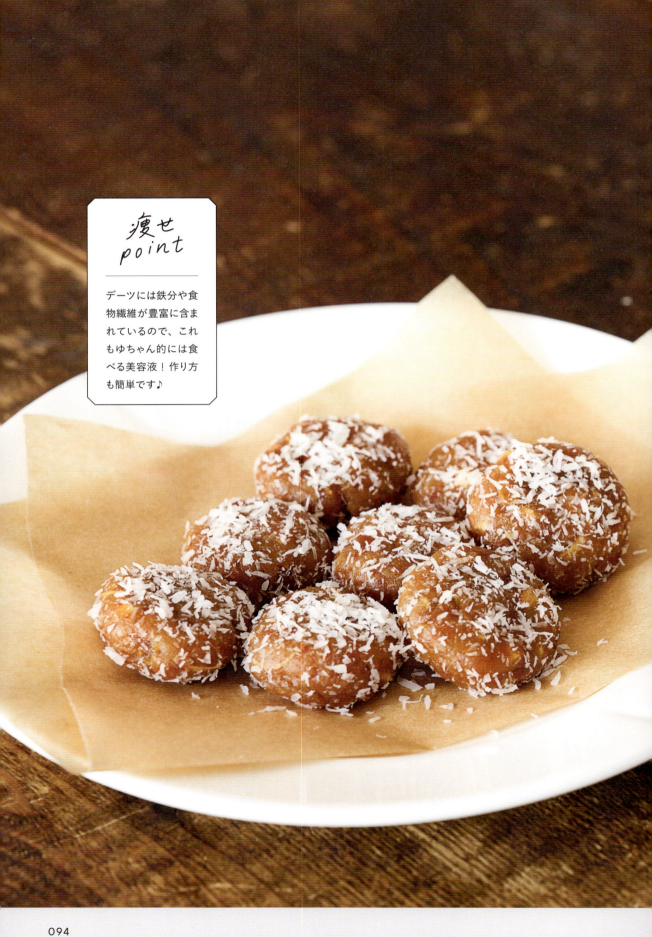

PART 6
おやつ

デーツキャラメル

材料 2人分

A
- デーツ……150g
- メープルシロップ……小さじ2
- ピーナッツバター……小さじ2
- ココナッツオイル……小さじ2
- 塩……少々
- バニラエッセンス……少々
- ココナッツフラワー……適量

作り方

1. デーツは細かく刻む。ポリ袋にA を入れ、よくもみ込んで混ぜる。

2. 1を1粒500円玉ぐらいの大きさ に丸く成形し、ココナッツフラワー をまぶしたら完成！

かぼちゃケーキ

材料 2人分

A ┌ 冷凍かぼちゃ……100g
　├ 溶き卵……1/2個分
　├ 無脂肪牛乳……大さじ2
　└ 砂糖……大さじ1
メープルシロップ……適量

作り方

① Aをミキサーに入れ、ペースト状にする。

② 1を耐熱容器に入れ、ラップをかけたら電子レンジ600Wで2分加熱する。粗熱が取れたら冷蔵庫に入れる。

③ 冷えたら食べやすい大きさに切り、メープルシロップをかけたら完成！

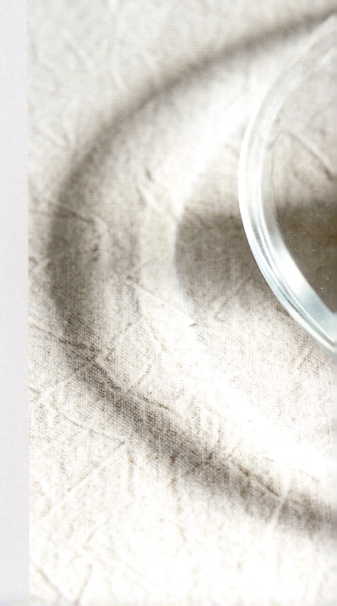

痩せpoint

生クリーム不使用のケーキです。かぼちゃは、免疫力アップや疲労回復の効果もある食材。見た目もかわいいです♪

PART 6
おやつ

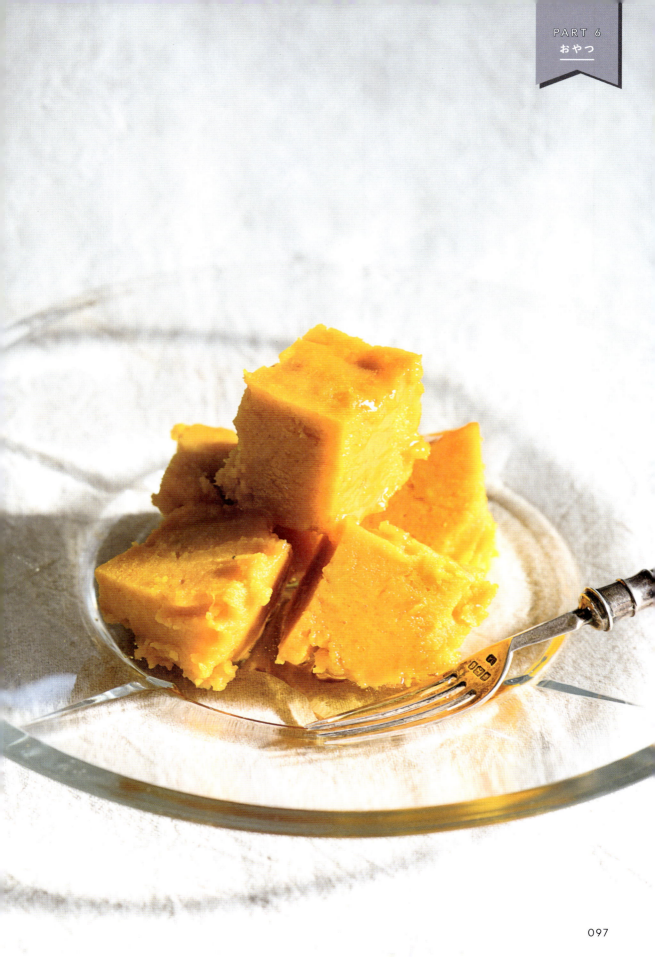

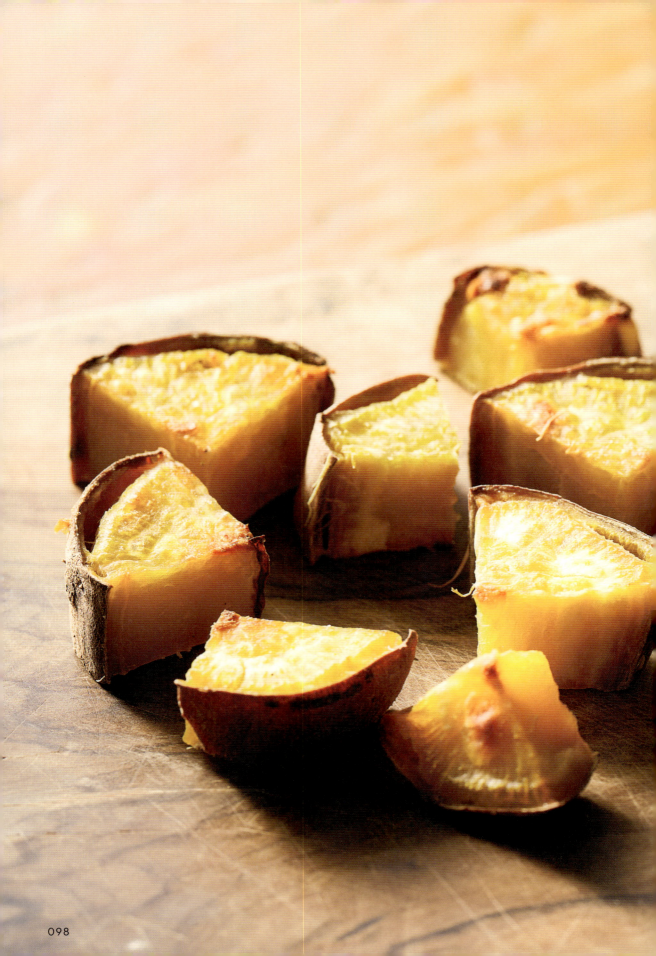

PART 6
おやつ

カリカリ芋

材料　2人分

さつまいも……150g
水……適量
塩……ひとつまみ

作り方

① 炊飯器にさつまいもを入れ、さつまいもが半分浸かるぐらい
　の水と塩を入れ、玄米モードで炊飯する。

② 炊けたらさつまいもをひと口大に切り、クッキングシートを敷
　いた天板に並べたら、150℃のオーブンで45分焼く。

③ カリカリになったら完成!

\ POINT! /

もし余裕があったら、
オーブンに入れてから
22分の時点でひっくり
返すとなおよしです!

痩せ
point

ジッパーつき袋など
に入れれば持ち歩き
にも便利なおやつな
ので、ダイエット中の
強い味方! コンビニ
に寄らずに済みます!

超濃厚生チョコ

材料 2人分

ココナッツオイル……13g
アガベシロップまたはメープルシロップ……28g
ココアパウダー……大さじ2と1/2
塩……ひとつまみ
粉糖……お好みで

作り方

① ココナッツオイルを湯煎で溶かす。
② 1にアガベシロップまたはメープルシロップを加え、乳化させる。
③ 2にココアパウダーと塩を加え、泡立て器で混ぜ合わせる。
④ 3を容器に入れ、冷蔵庫で冷やし固める。
⑤ 固まったら食べやすい大きさに切り、お好みで粉糖をかけたら完成!

痩せpoint

植物油脂不使用の美容生チョコ。小麦粉も不使用なのに、満足感抜群のおいしさ!担当編集さんのイチオシでした(笑)!

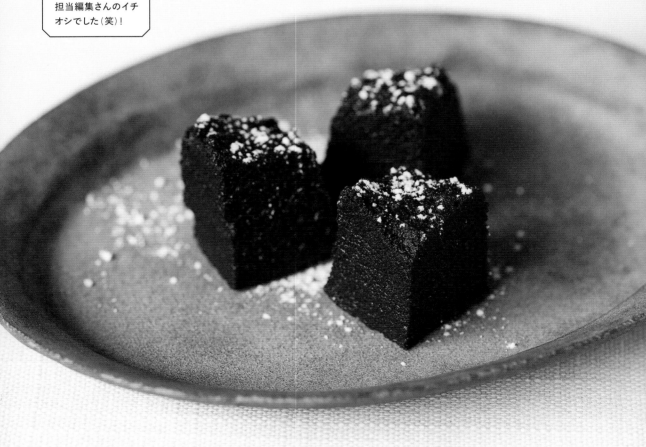

PART 6
おやつ

コーヒーゼリー

材料 2杯分

粉ゼラチン……5g
水……200mL
インスタントコーヒー……大さじ3
砂糖……大さじ3
お湯……100mL
アーモンドミルク……150mL
メープルシロップ……小さじ2

作り方

① 深めの容器にゼラチンと水を入れ、ゼラチンをふやかす。

② 別の容器にインスタントコーヒー、お湯、砂糖を入れて、よく混ぜる。

③ 2に1を加えてよく混ぜたら、冷蔵庫で3時間程度冷やす。

④ 冷え固まったコーヒーゼリーをスプーンでカットしながらグラスに入れて、メープルシロップとアーモンドミルクを注いだら完成！

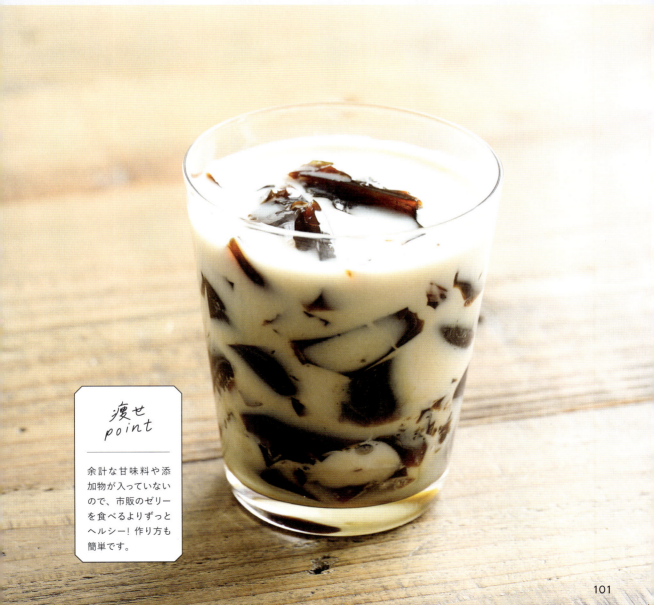

痩せpoint

余計な甘味料や添加物が入っていないので、市販のゼリーを食べるよりずっとヘルシー！作り方も簡単です。

101

ヘビロテドリンク4種

ソイラテ

| 材料　1杯分 |

無調整豆乳……100mL
水……90mL
お湯……50mL
砂糖……大さじ1
インスタントコーヒー
……小さじ1〜2（お好みで調整）

| 作り方 |

① グラスに砂糖とインスタントコーヒーを入れ、お湯を注いだら、よく混ぜる。

② 砂糖が溶けたら、無調整豆乳と水を注ぎ、よく混ぜる。

③ 氷を入れて冷やしたら完成！

ソイココア

| 材料　1杯分 |

無調整豆乳……150mL
お湯……30mL
ココアパウダー……12g
砂糖……大さじ1
てんさいオリゴ糖……大さじ1/2

| 作り方 |

① グラスにココアパウダーと砂糖を入れ、お湯を注いだら、よく混ぜる。

② ココアパウダーと砂糖が溶けたら、無調整豆乳とオリゴ糖を入れ、よく混ぜる。

③ 氷を入れて冷やしたら完成！

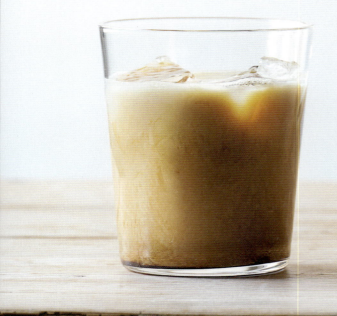
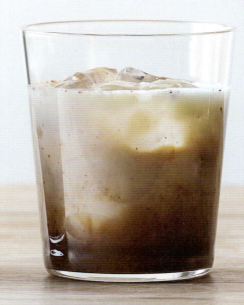

PART 6
おやつ

痩せ point 甘い飲み物を飲みたいときは、余計な甘味料が入っていないこの中から選んでみてください！過度な我慢はしないこと！

抹茶ソイラテ

材料　1杯分

無調整豆乳……170mL
お湯……20mL
抹茶パウダー……4g
砂糖……大さじ1
メープルシロップ……大さじ1/2

作り方

① グラスに抹茶パウダーと砂糖を入れ、お湯を注いだら、よく混ぜる。

② 抹茶パウダーと砂糖が溶けたら、無調整豆乳とメープルシロップを入れ、よく混ぜる。

③ 氷を入れて冷やしたら完成！

紅茶ソイラテ

材料　1杯分

無調整豆乳……170mL
お湯……50mL
紅茶ティーバッグ……1袋
砂糖……大さじ1

作り方

① グラスに紅茶ティーバッグと砂糖を入れ、お湯を注ぐ。

② 5分置いたら、よく混ぜて砂糖を溶かし、無調整豆乳を注ぐ。

③ よく混ぜて氷を入れ、冷やしたら完成！

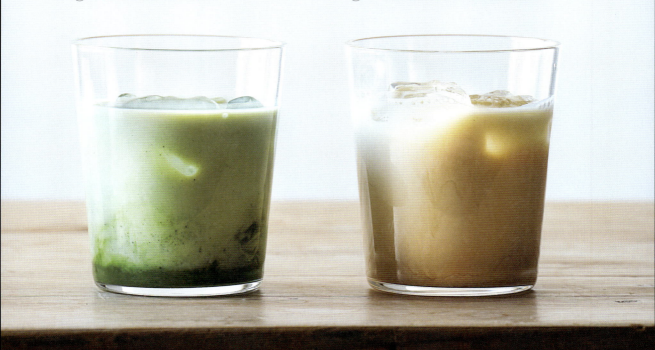

ダイエット中でもOK!
ゆちゃんが本気でおすすめ!
ムソーオーガニック®のおやつ

私がアンバサダーを務める「むそう商事」のオーガニック商品を紹介。
私が今も実際に食べている、リアル超おすすめ商品です!

ムソーオーガニック®とは?

「食を中心とした健康的なライフスタイル創造企業」であるむそう商事が、世界中から厳選したオーガニック商品の商標登録。1982年に有機事業への取り組みを開始して以来、30年以上にわたって世界各国から数々の高品質なオーガニック食品を日本の食卓へ届けてきました。誰もが安心して体に取り入れることができる商品、地球環境に配慮した商品など、人にも地球にも優しい商品を取り揃えています。

おすすめ 1

有機グリーンピース チップス

有機グリーンピースを軽くつぶして焼き上げ、塩だけで味つけ。グリーンピースにはタンパク質をはじめ、ビタミンB_1、B_2、CやミネラルV、食物繊維が豊富に含まれています。
実は、私が痩せたときにいちばん食べていたお菓子です。いつも箱買いをしているほど愛用していて、本当にお世話になっています(笑)。砕いてサラダやスープにかけてもいいかもしれません!

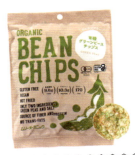

おすすめ 2

Mine! オーガニック SOYジェラート
バニラ・チョコレート・抹茶

無添加でおいしいアイスクリームを作ることはとても難しいこと。原材料・添加材料の選定、素材の配合率の調整や空気の抱き込み方など、試作を繰り返しながらベストなものを導き出した、特別なアイスクリームです。一般的なアイスクリームと比較しても遜色ない、なめらかな口どけ感と濃厚でリッチな味わいが実現されています。私のおすすめはチョコレートです!

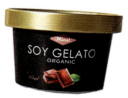

1 太らないごはんではなく 食べたいごはん を 優先する

一見、それでは太ってしまうのでは?と思うかもしれません。もちろん、我慢せずになんでもかんでも食べていいというわけではありませんが、大事なのは「我慢すること」ではなく、「工夫すること」です。太らないごはんは何かを考えて心にストレスをかけるのではなく、食べたいごはんは何か、そしてそれをどのようにしたらより健康的に食べられるかが大事だと思っています。

2 ストレスは いちばんの敵！ 少しの無理もしない

何度も言いますが、無理をしないことがいちばんのカギです。自分の性格や生活に合わないダイエットをして、日に日にストレスをため、ある日それが爆発して暴飲暴食……となってしまっては、せっかくの努力が台無し。何かを頑張ることは、たとえ少しのことでも、気づかないうちに心にストレスをかけていることになります。だから、少しでも頑張ったらその分、心を満たしましょう。

できるときに できるだけで大丈夫!!

ゆちゃんおすすめトレーニング

マインド 編

心の持ち方をいちばんに大事にしている私が、
考え方を変えてから意識している5つのポイントを紹介します。

3 常に身の回りの 環境を整えよう！

習慣や環境を変えることは簡単なことではありませんが、できることから少しずつで大丈夫なので、まずは身の回りをよく観察してみてください。例えば、つい食べ過ぎちゃうことでお悩みの方は、いつ食べるかわからないお菓子をストックしていませんか? 私がまさにそうでした。慣れるまではちょっと大変だけど、ダイエットをしやすい環境を整えると、自分のためになりますよ。

4 やめるのではなく 代わりになるものにチェンジ

油や甘いものは NG！と決めつけて食べてはいけないものを増やしたり、1日何グラムと神経質になったりするのではなく、摂っていい油、摂っていい甘いものを見つけましょう。私は、お魚から脂質を摂ったり、芋類や甘酒などから糖質を摂っています。厳しくグラム数を決めなくなってからは満足度が高くなり、自然と食べ過ぎが減っていきました。代わりになるものは必ずあるはず！

5 急がず、焦らず 1歩1歩丁寧に

今すぐ痩せたい！と思う気持ちはよくわかります。でも、焦って間違ったダイエットをすると、余計に遠回りをすることになってしまいます。自分の性格や生活をしっかりと見つめて、心とゆっくり向き合って、丁寧なダイエットをしてみましょう。ポイントは、できることだけ続けてみること。できる分だけやってみること。そうすれば、体も心も自然と変わってきますよ！自分に優しくね！

毎日どれか1つだけでもできたら十分！
ゆちゃんおすすめトレーニング

フィジカル編

「毎日これをこれだけやる！」と決めてしまうとストレスの原因になってしまうので、1つでもできたら上出来！と考えましょう。

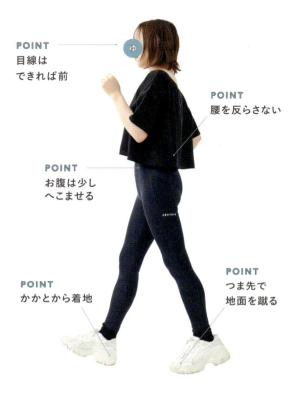

POINT 目線はできれば前
POINT 腰を反らさない
POINT お腹は少しへこませる
POINT かかとから着地
POINT つま先で地面を蹴る

Instagramでは多数のトレーニングメニューを紹介中！

私のInstagramアカウントでは（Xでも時々）、おすすめのプチトレーニングを紹介しています。歯磨き中のスクワットなど、毎日必ずやる習慣にくっつけるトレーニングができれば十分ですが、今日は頑張れそうという日にはぜひやってみてください。やる気がある日は複数種類やってみてもよし、できない日は正しい姿勢を意識するだけでもよしです！

LEVEL 1
まずは正しい姿勢から！

正しい姿勢で歩くことは、とっても重要！これを意識して生活するだけで、かなり変わります。トレーニングもストレッチも頑張れない日は、ぜひ姿勢だけでも意識してみてください。意識するポイントは、全部で5つ！

LEVEL 2
太ももを鍛えて代謝をアップ！

いちばん大きな太ももの筋肉を鍛えることで、代謝をアップさせ、痩せやすい体にしていきましょう。これなら、寝る前にスマホを見ながらでもストレスなくできます！私は回数は決めずに、やりたい分だけやっています。

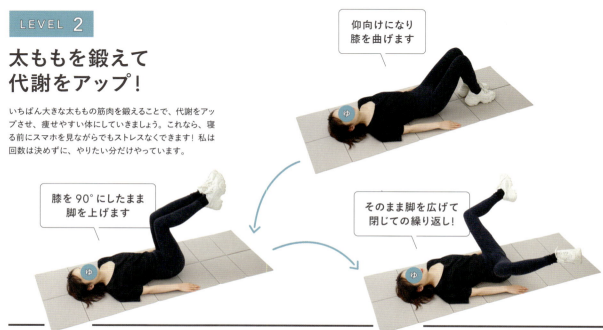

- 仰向けになり膝を曲げます
- 膝を90°にしたまま脚を上げます
- そのまま脚を広げて閉じての繰り返し！

106

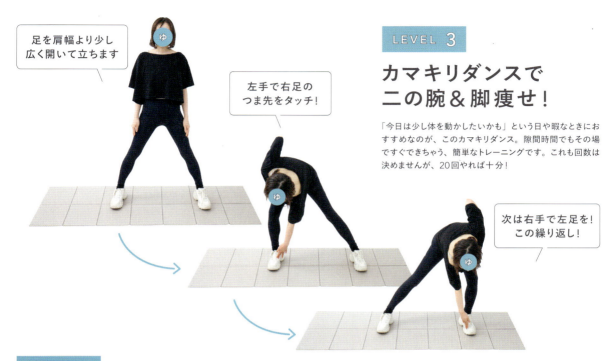

LEVEL 3
カマキリダンスで二の腕&脚痩せ！

「今日は少し体を動かしたいかも」という日や暇なときにおすすめなのが、このカマキリダンス。隙間時間でもその場ですぐできちゃう、簡単なトレーニングです。これも回数は決めませんが、20回やれば十分！

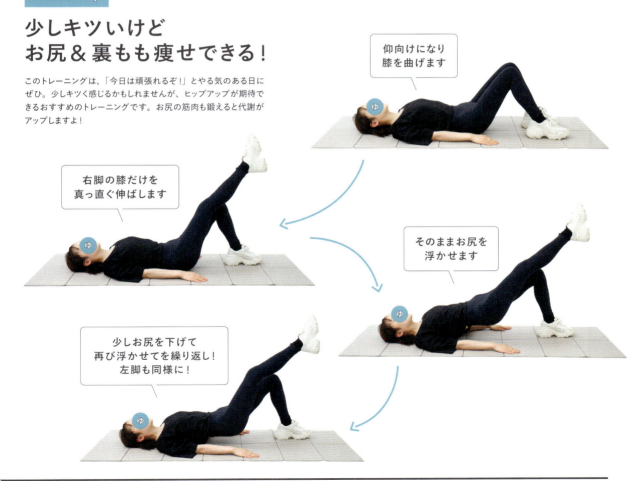

LEVEL 4
少しキツいけどお尻&裏もも痩せできる！

このトレーニングは、「今日は頑張れるぞ！」とやる気のある日にぜひ。少しキツく感じるかもしれませんが、ヒップアップが期待できるおすすめのトレーニングです。お尻の筋肉も鍛えると代謝がアップしますよ！

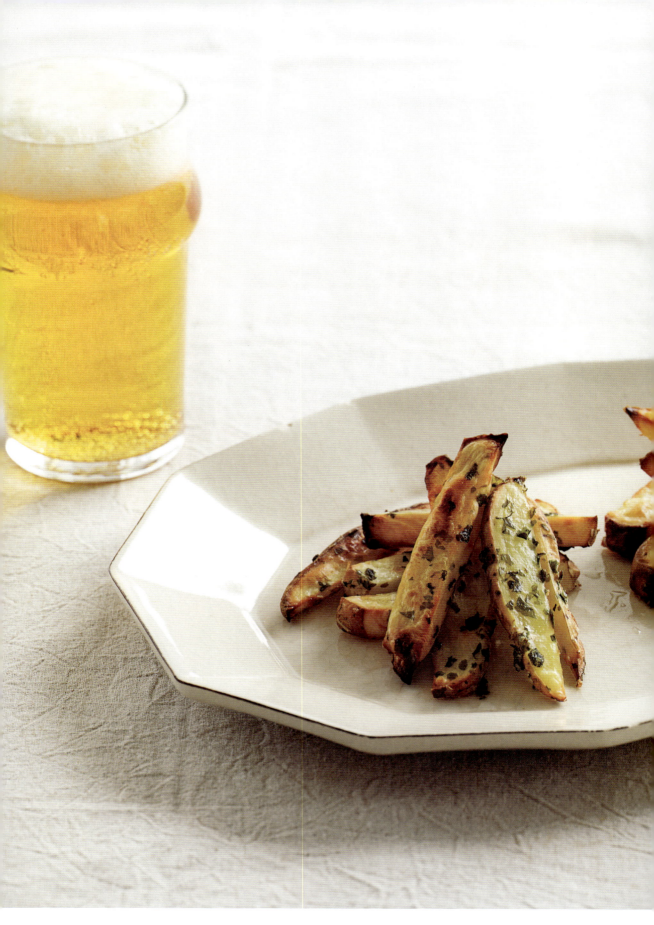

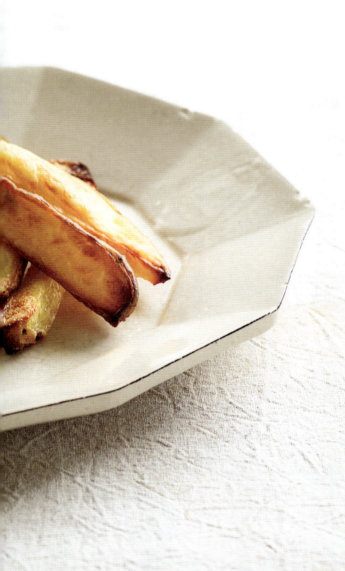

おわりに

この本を読んでくださった皆さん、
改めて、ありがとうございます。
ダイエットでたくさん失敗をして
心を壊してしまった私だからこそ、
心をいちばんに大事にしてほしいと
思っています。

健康的な食事をすることや
適度な運動をすることは、とても大事です。
でも、それと同じぐらい、もしかしたら
それ以上に、心の健康は生きるうえで
重要なポイントなのです。
心が健康でいられれば、頑張ろうと思える
気持ちも湧いてきます。
そうすれば自然と、ダイエット成功の道に
向かっていけるはずです。

好きなものを少しだけ工夫しながら食べて、
できることをできるときに頑張って、理想の
体を、理想の自分を手に入れましょう！

皆さんが毎日ハッピーに過ごせることを
祈っています。

Index

食材別インデックス

【あ】
アーモンドミルク —— 101
合いびき肉 —— 044
あさり —— 016
アボカド —— 020、058

【う】
ウインナー —— 091
梅干し —— 029、040、072

【お】
大葉 —— 029、037、039、040、066、080、084
オクラ —— 024、029、042、067

【か】
かいわれ大根 —— 037
カツオ（切り身）—— 037
かつお節 —— 018、026、038、056、060、068、072、073

【き】
絹豆腐 —— 038、052、060、084、090、092
黄パプリカ —— 016
キャベツ —— 018
牛乳 —— 028、044
きゅうり —— 033、038、056、064、066、067、070

【く】
クリームチーズ —— 020、033、062、080

【こ】
ごはん —— 072、073、074
小松菜 —— 072、073

米 —— 076、078、084

【さ】
サーモン（さく）—— 033、058
ささみ —— 060、064
さつまいも —— 082、098
サバの水煮缶 —— 056

【し】
しいたけ —— 030、074
じゃがいも —— 012、020、028、034、035、041、044、056、062、091
生姜 —— 037、084
しらす —— 072、073

【す】
砂肝 —— 032

【た】
大根おろし —— 052
大豆の水煮 —— 066
たくあん —— 073
たけのこの水煮 —— 026、074
タコ（ゆでたもの）—— 018
卵 —— 018、030、040、048、070、090、096
玉ねぎ —— 033、035、042、044、046、054、056、069、074、082、086、091、092
鱈 —— 016
たらこ —— 014、028

【つ】
ツナ缶 —— 020、057、080

【て】
ディル —— 057
デーツ —— 094

【と】
トマト —— 027、033、035、066、070、076、080、091

トマトジュース —— 044、076、086、091
鶏手羽元 —— 050
鶏ひき肉 —— 074
鶏むね肉 —— 022、024、031、048、054、062、066、084

【な】
長ネギ —— 022、032、037、039、040、041、052、079、084、090、092
生鮭 —— 046、053、057、072
生ハム —— 020、034
生もずく —— 064

【に】
ニラ —— 010、074、090
にんじん —— 024、056、057、060、069、074、078、082、090
にんにく —— 016、084

【は】
パスタ —— 080
ハム —— 070、082

【ひ】
ピーマン —— 031
ひじき（水戻し不要のもの）—— 052、066、072、078
ピザ用チーズ —— 031、035、044、082

【ふ】
豚肉（しゃぶしゃぶ用）—— 014、029
豚ひき肉 —— 010、052、090

【へ】
ベーコン —— 035
紅しょうが —— 018、041

【ほ】
ほうれん草 —— 030、057、082
干ししいたけ —— 024、079
ホタテ（刺身用貝柱）—— 042

【ま】
まぐろ（さく）—— 039

【み】
水切りヨーグルト —— 046、056、057
水菜 —— 060
ミニトマト —— 016、064
ミョウガ —— 037、039

【む】
むきエビ —— 018、030、036
無脂肪牛乳 —— 088、096
無調整豆乳 —— 082、102、103

【も】
モッツァレラチーズ —— 076、086
もやし —— 057、090

【や】
焼き海苔 —— 014
山芋 —— 018、029、068、079

【ゆ】
ゆでそば —— 079
ゆで卵（7分ゆで）—— 046、056、058、062、069

【ら】
ライスペーパー —— 037
卵黄 —— 079

【れ】
冷凍かぼちゃ —— 086、088、096
冷凍ゴボウ（ささがき）—— 052、060、078
冷凍里芋 —— 024
冷凍鶏団子 —— 092
冷凍ブロッコリー —— 062、082、086
冷凍むきえだ豆 —— 052、064、072、078
レタス —— 010、014

【わ】
わかめ（乾燥）—— 033、067、068、073

PRESENT

本書を購入してくれた方限定でゆちゃんからの特別メッセージをプレゼント！

ゆちゃん
profile

SNSを中心にダイエットに関する情報を発信中。昔からの体型コンプレックスにより、無理な食事制限をして過食と拒食を繰り返していた。下剤依存、砂糖依存地獄の日々で心を壊してしまった自身の経験から、現在はダイエットで悩む人をサポートする仕事をしている。お酒好きで3児のママ。

X
@yuchaos_m

@yuchan_0033

STAFF

撮影
古家佑実

デザイン
徳吉彩乃 (CARAFE DESIGN STUDIO)

企画・編集
齋藤萌香 (宝島社)

協力
UTUWA

毎日酒飲みでも痩せられます
ズボラ女子を−14kgに導いた激うまダイエットレシピ

2024年10月4日　第1刷発行

著　者　ゆちゃん
発行人　関川 誠
発行所　株式会社宝島社
　　　　〒102-8388
　　　　東京都千代田区一番町25番地
　　　　電話　編集　03-3239-0928
　　　　　　　営業　03-3234-4621
　　　　https://tkj.jp
印刷・製本　サンケイ総合印刷株式会社

本書の無断転載・複製を禁じます。
乱丁・落丁本はお取り替えいたします。
©Yuchan 2024
Printed in Japan
ISBN 978-4-299-05777-8